Ouanassa Hamouda
Nabila Kalla
Khouloud Zemmouri

Hidatidose óssea e muscular

Ouanassa Hamouda
Nabila Kalla
Khouloud Zemmouri

Hidatidose óssea e muscular

ScienciaScripts

Cover image: www.ingimage.com

This book is a translation from the original published under ISBN 978-620-6-72531-2.

Publisher:
Sciencia Scripts
is a trademark of
Dodo Books Indian Ocean Ltd. and OmniScriptum S.R.L publishing group

120 High Road, East Finchley, London, N2 9ED, United Kingdom
Str. Armeneasca 28/1, office 1, Chisinau MD-2012, Republic of Moldova, Europe
Printed at: see last page
ISBN: 978-620-8-20649-9

ÍNDICE DE CONTEÚDOS

INTRODUÇÃO

O quisto hidático é uma doença parasitária cosmopolita. Apesar da criação de programas de prevenção alargados, a doença continua a ser frequente nos países do Magrebe. Ocorre principalmente nas regiões de criação de ovinos, sendo ainda endémica na Argélia. A antropozoonose é um problema de saúde pública que ameaça o prognóstico vital dos pacientes devido às complicações que podem surgir, bem como causa perdas económicas consideráveis **[1-3]**.

A taenia Echinococcus granulosus é o agente causador das doenças hidáticas. O seu ciclo biológico compreende um hospedeiro definitivo, essencialmente o cão, e um hospedeiro intermediário, principalmente a ovelha. Como hospedeiro acidental, os seres humanos são infectados através do trato digestivo **[1]**.

Esta doença infecciosa não poupa nenhum órgão. Afecta mais frequentemente o fígado **[4]** após a migração do parasita através do sistema venoso portal. Se conseguir atravessar o filtro hepático, é geralmente retido pelos capilares pulmonares e, se atravessar os filtros hepático e pulmonar, o parasita pode ser capturado por outros órgãos como o cérebro, o coração, os rins, os músculos e os ossos, sendo pouco frequente o envolvimento do tecido ósseo. Neste órgão, o parasita evolui ao longo de 12 a 18 meses para formar o quisto hidático, criando uma infiltração multi-vesicular que destrói o osso **[5]**. Clinicamente, a doença é geralmente assintomática e pode ser revelada por supuração ou fistulização, ou descoberta incidentalmente em exames de imagem **[6]**.

A localização muscular dos quistos hidáticos é excecional e de desenvolvimento lento. É importante considerar este diagnóstico, particularmente em doentes de países endémicos **[7]**. O tratamento é essencialmente cirúrgico. O tratamento é essencialmente cirúrgico e depende do estádio da doença e, em particular, da sua localização **[8]**.

A profilaxia é a principal ferramenta que precisa de ser posta em prática para interromper o ciclo do parasita **[1]**.
A hidatidose é uma doença endémica no nosso país. Certos rituais praticados no seio da comunidade muçulmana, como o sacrifício de ovelhas durante a festa de Eid Al-Adha, contribuem para a manutenção do ciclo parasitário da taenia Echinococcus granulosus. O nosso trabalho diz respeito a um estudo retrospetivo da hidatidose osteo-muscular tratada no serviço de ortopedia e traumatologia do hospital universitário Benflis Touhami de Batna, durante um período de 10 anos, de janeiro de 2012 a dezembro de 2022. O objetivo principal deste estudo é preencher a lacuna de dados sobre o perfil epidemiológico da hidatidose osteo-muscular na região de Batna. O objetivo secundário do nosso trabalho é destacar os factores de risco e de prognóstico dos quistos hidáticos ósseos e musculares.

PARTE I
TEORIA

CAPÍTULO I

1. Sistema ósseo

1.1. Geral

O esqueleto humano é constituído por duas partes principais:

• Esqueleto apendicular (ossos da cintura), ou seja, os ossos do esqueleto dos membros, incluindo os que formam a cintura pélvica e a cintura peitoral (ombros).
• Esqueleto axial: constituído por todos os ossos da cabeça do crânio, do pescoço (osso hioide e vértebras cervicais) e do tronco (costelas, esterno, vértebras e sacro).

O osso é um tecido conjuntivo altamente especializado com funções importantes:

✓ Contribui para a rigidez do corpo e protege os órgãos vitais.

✓ Desempenha um papel mecânico como estrutura de movimento.

✓ Tem um papel fisiológico no armazenamento de minerais (cálcio), bem como na hematopoiese (produção de células sanguíneas através da medula óssea contida em muitos ossos).

1.2. Anatomia de o osso

A estrutura óssea que suporta o corpo humano é constituída por osso e cartilagem, que é uma forma semi-sólida e elástica que confere alguma flexibilidade a certas estruturas esqueléticas (por exemplo, a cartilagem costal que liga as costelas ao esterno e a cartilagem articular).

A cartilagem não tem vasos, pelo que a oxigenação dos condrócitos é feita por difusão. A proporção de cartilagem no esqueleto permanece pequena nos adultos.

A parte externa do osso é coberta por um tecido chamado periósteo, que está associado ao pericôndrio, o tecido que cobre a cartilagem. Estes tecidos contribuem para a nutrição das partes externas dos tecidos esqueléticos e fornecem também pontos de inserção para os tendões e os ligamentos.

Em função da sua densidade, o tecido ósseo pode assumir duas formas:

- Tecido ósseo compacto que confere ao osso a sua resistência.

- Tecido ósseo esponjoso; no interior do qual tem lugar a hematopoiese.

Os ossos estão ligados entre si por articulações e, ao contrário da cartilagem, o tecido ósseo é ricamente vascularizado e inervado.

Para efeitos de classificação, os ossos são divididos em quatro categorias:

• **Ossos longos**: são tubulares (por exemplo, o úmero no braço). As suas superfícies têm proeminências (cristas e tubérculos, cristas) que formam um meio de suporte, para assegurar uma forte ancoragem muscular **[9].**

A estrutura dos ossos longos é composta por três partes:

✓ A diáfise: formada por tecido ósseo compacto, escavado pela cavidade medular ocupada pela medula óssea.

✓ A epífise: formada por tecido ósseo esponjoso.

✓ Metáfise: é a região onde se encontra a cartilagem de conjugação e é o local de proliferação dos condrócitos, permitindo o crescimento em comprimento, bem como o local de ossificação encondral, processo pelo qual o osso substitui a cartilagem **[10].**

• **Ossos curtos**: de forma mais ou menos cuboide, encontram-se sobretudo no tornozelo e no pulso.
• **Ossos planos**: desempenham geralmente um papel na proteção dos órgãos vitais (por exemplo, o osso plano da abóbada do crânio, que protege o cérebro).
• **Ossos irregulares:** apresentam-se de várias formas, por exemplo, os ossos da face.
• **Ossos sesamóides**: ossos inseridos no interior de certos tendões para os proteger de fricção excessiva (por exemplo, a rótula) **[9].**

1.3. Fisiologia do tecido ósseo

O tecido ósseo é um ser vivo que está em constante mutação. Este processo dinâmico permite que o osso se renove, garantindo a sua resistência e flexibilidade, e é estreitamente regulado por um conjunto de células ósseas, minerais e hormonas.

1.3.1. Células do tecido ósseo

Osteoblastos: as células osteoblásticas são um grupo heterogéneo de células de origem mesenquimal, incluindo osteoblastos maduros, osteócitos e células de fronteira, com várias funções. Os osteoblastos maduros são responsáveis pela formação da matriz extracelular e pela síntese de colagénio tipo 1, glicosaminoglicanos e outras proteínas não colagénicas **[11].**

Osteócitos: as células osteocíticas são derivadas dos osteoblastos e têm atividade metabólica. Encontram-se embebidas nas lacunas periosteocitárias e podem estar envolvidas tanto na formação secundária da matriz orgânica calcificada como na sua reabsorção.

Células de fronteira: são células achatadas e alongadas localizadas entre a superfície do tecido ósseo (e a sua fina camada de tecido osteoide) e o tecido hematopoiético da medula óssea. Podem estar envolvidas no mecanismo de preparação para a remodelação **[10].**

Osteoclastos: são células gigantes com múltiplos núcleos de origem hematopoiética **[11].** São responsáveis pela reabsorção do tecido ósseo **[10].**

1.3.2. As hormonas

Hormona paratiroideia PTH: esta hormona é sintetizada na glândula paratiroide sob a forma de um precursor inativo. Mobiliza as reservas e aumenta a reabsorção óssea. Uma diminuição do nível de cálcio no sangue ativa a sua síntese.

A nível renal, aumenta a reabsorção de cálcio e reduz a reabsorção de fosfato, o que a torna uma hormona hipercalcémica e hipofosfatémica.

1,25-Dihidroxicolecalciferol (vitamina D): desempenha um papel na :

- Digestivo; aumentando a absorção digestiva do cálcio e do fosfato.
- Osso; onde estimula a reabsorção óssea osteoclástica e promove a formação óssea.
- Renal; em sinergia com a PTH, aumenta a absorção tubular (túbulo contornado distal) de cálcio (sendo, portanto, hipercalcémica).

A vitamina D pode desempenhar um papel na regulação da hiperplasia da paratiroide no hiperparatiroidismo, exercendo um efeito de feedback negativo na síntese de PTH **[12].**

Calcitonina: uma hormona envolvida na inibição direta da atividade dos osteoclastos (células responsáveis pela reabsorção óssea).

Estrogénios: o estradiol actua sobre as células osteoblásticas, estimulando a sua proliferação, e sobre o colagénio, aumentando a sua síntese.

A remodelação óssea ocorre em quatro fases: a fase de reabsorção, a fase intermédia, a fase de formação e a fase de quiescência.

Este processo é modulado por um grupo de células, nomeadamente os osteoclastos (células responsáveis pela reabsorção da matriz mineralizada), que se multiplicam e se fundem com as células precursoras. Estas células são depois atraídas por quimiotaxia para o local da reabsorção óssea, onde se fixam criando lacunas.

Uma vez terminado o processo, os osteoclastos desprendem-se da superfície óssea e são enviados sinais de informação para desencadear a fase de formação óssea. Simultaneamente, durante esta fase (fase intermédia), as zonas não reabsorvidas pelos osteoclastos são ocupadas por outras células encarregadas de erodir as irregularidades da matriz calcificada que não foram reabsorvidas.

A fase de formação é assegurada pela intervenção das células osteoblásticas, que migram para o espaço de reabsorção e começam a produzir e a formar um depósito de matriz orgânica, formando o tecido osteoide. Finalmente, a superfície óssea permanece inativa ou quiescente até que ocorra outro ciclo de remodelação **[11].**

2. Caraterísticas gerais dos elementos musculares

O músculo é um tecido contrátil que desempenha um papel essencial no movimento através das articulações **[13].**

2.1. Estrutura muscular

❖ Aspeto morfológico

Existem dois tipos principais de músculo: estriado e liso.

✓ Músculos estriados

O corpo humano tem 637 músculos estriados. Estes são inervados pelo sistema nervoso cérebro-espinal e a sua contração é voluntária. Cada músculo estriado é constituído por uma parte média, um corpo carnudo e duas extremidades através das quais se insere.

Com base na forma do corpo carnudo, é feita uma distinção entre :

- Músculos longos: o corpo carnoso é fusiforme, terminando em um ou mais tendões em cada extremidade. Por vezes, um músculo tem dois corpos carnosos, unidos por um tendão intermédio.
- Músculos planos: o corpo carnudo é plano e largo, e as fibras musculares estão inseridas diretamente numa grande superfície.
- Músculos curtos: o corpo carnudo é curto e as fibras musculares estão diretamente ligadas.
- Músculos anelares: caracterizam-se pela sua forma circular. Chama-se músculo orbicular quando rodeia um orifício natural ou um visco oco, caso em que se chama esfíncter.

✓ Músculos lisos

Também conhecidos como músculos involuntários, porque a sua contração é controlada pelo sistema vegetativo. São geralmente pequenos e incolores.

❖ Estudo histológico

A fibra muscular é uma célula composta por um citoplasma, denominado sarcoplasma, que contém miofibrilas, delimitadas pelo sarcolema.

✓ A fibra muscular estriada

É uma célula muito grande, com cada miofibrila constituída por uma sucessão regular de bandas claras ou bandas I e bandas escuras ou bandas A.

A histologia da fibra muscular estriada caracteriza-se por uma dupla estriação, longitudinal e transversal, devida às miofibrilas e à alternância de bandas claras e escuras, que lhe conferem o seu aspeto estriado.

✓ A fibra muscular lisa

É mais pequena do que a fibra muscular estriada. Tem um sarcoplasma desprovido de mioglobina, um único núcleo, ao contrário da fibra estriada que tem muitos núcleos, e um citoplasma que contém miofibrilhas homogéneas, desprovidas de qualquer estriação.

2.2. Fisiologia muscular

A excitabilidade, a contratilidade, a elasticidade e a tonicidade são as principais propriedades dos músculos estriados e lisos, embora a contração destes últimos seja mais lenta do que a dos músculos estriados.

• Excitabilidade: é a resposta natural do músculo a qualquer excitação que lhe seja aplicada.

• Contractilidade: corresponde ao encurtamento, espessamento e endurecimento do músculo. Esta capacidade do músculo é essencial para o movimento.

• Elasticidade: refere-se à capacidade do músculo de se esticar e voltar à sua posição inicial quando a tração cessa.

• Tonicidade: também conhecida como tónus muscular, é a tensão muscular e a ligeira contração involuntária permanente na ausência de movimento **[14].**

3. Definição de hidatidose

A hidatidose ou equinococose larvar é uma parasitose causada pela taenia Echinococcus granulosus sensu lato. O quisto hidático é a larva (metacestode) que se desenvolve em hospedeiros intermédios, entre os quais se inclui acidentalmente o homem, enquanto a forma adulta coloniza o intestino do hospedeiro definitivo, principalmente o cão **[15].** Trata-se de uma doença cosmopolita que afecta a saúde pública tanto em termos de frequência como de gravidade. É particularmente prevalente em países com um estilo de vida rural e uma tradição de criação de ovinos **[4].**

4. Agente patogénico

Echinococcus granulosus sensu lato é o agente causador dos quistos hidáticos, que são cestodes da família dos patelmintes **[2].**

4.1. Classificação taxonómica de echinococci

O agente patogénico pertence a : **[16].**

Reino : Animalia

Subdomínio: Metazoários

Filo: Helminthes

Subfilo: Platelmintos

Classe: Cestoda

Ordem : Cyclophyllidea

Família: Taeiinedae

Género: Echinococcus

Espécie : granulosus

A taxonomia de Echinococcus (E.) há muito que é controversa. Com base essencialmente em diferenças morfológicas e na especificidade hospedeiro-parasita, foram inicialmente descritas 16 espécies e 13 subespécies. Posteriormente, a maioria destes taxa foram considerados sinónimos de Echinococcus granulosus e apenas 4 espécies ratificadas devem ser mantidas no que diz respeito à patogenicidade humana e animal: Echinococcus granulosus sensu lato, E. multicularis, E. oligarthus, E. vogeli. No entanto, ao longo dos últimos 50 anos, foi observada uma variabilidade fenotípica significativa no campo e a nível laboratorial entre isolados de Echinococcus, particularmente os de Echinococcus granulosus, que inclui diferenças em: morfologia, desenvolvimento in vivo e in vitro, especificidade do hospedeiro, patogenicidade, antigenicidade, composição química e metabólica, proteínas e enzimas **[17].**

A aplicação de ferramentas moleculares revelou a existência de 10 estirpes de Echinococcus granulosus. Estas são Echinococcus granulosus sensu stricto de G1 a G3.

- A estirpe G1 (cão-ovelha): é o genótipo mais difundido no mundo. Esta estirpe encontra-se habitualmente no fígado e nos pulmões, causando equinococose em seres humanos, ovinos e bovinos **[18].**
- Estirpe G2: Estirpe de ovinos da Tasmânia.

- Estirpe G3: estirpe de búfalo **[19].**

- A estirpe G4 (cão-cavalo): E. equinus, infecta cavalos, mas não é patogénica para os seres humanos.
- A estirpe G5 (dog-ox): E. ortleppi, esta estirpe bovina raramente infecta os seres humanos.
- A estirpe G6 (cão-dromada) **[20].**

- A estirpe G7: estirpe de suínos.

- A estirpe do G8: a estirpe dos cervídeos.

- A estirpe G9: este genótipo foi detectado em doentes na Polónia.

- A estirpe G10: um novo genótipo europeu **[19].**

3 genótipos de E. granulosus sensu lato, G1 (57,44%), G3 (41,48%) e G6 (1,06%) são responsáveis pela hidatidose nos seres humanos. **[21].**

4.2. Morfologia do parasita

4.2.1. Formulário para adultos

O verme adulto Echinococcus granulosus é um verme plano que mede entre 5 e 8 mm de comprimento. Esta forma está presente no intestino do hospedeiro definitivo, o cão.

É constituído por :
◊Parte cefálica ou escólex: de aspeto piriforme. Possui quatro ventosas arredondadas, um rostro e uma dupla coroa de ganchos. A coroa anterior tem ganchos grandes, enquanto a coroa

posterior tem ganchos pequenos.

Os elementos da cabeça permitem que o verme se fixe na parede intestinal do hospedeiro.
◊ Corpo ou estróbilo: constituído por três anéis ou proglótides, sendo os dois primeiros imaturos.

◊ O último anel é um útero gravídico, com poros genitais unilaterais e irregularmente alternados. Quando maduro, desprende-se ativamente do corpo com a ajuda do peristaltismo intestinal e é depois eliminado nas fezes do cão. **[22].**

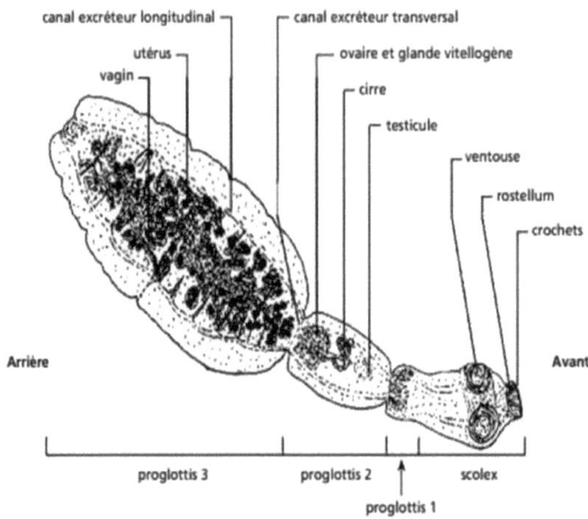

Figura 1: Esquema da forma adulta do Echinococcus granulosus **[23].**

4.2.2. Embrióforo (ovo)

Os ovos são ovóides, sem tampa e com 30 a 40 µm de diâmetro. São constituídos por um embrióforo hexacanto ou oncosfera (na primeira fase larvar), rodeado por um invólucro exterior queratinizado altamente resistente, que lhe confere um aspeto estriado escuro. A cápsula exterior desaparece rapidamente quando os ovos são libertados nas fezes do cão. A sobrevivência do embrióforo depende das condições de humidade e temperatura. É altamente resistente e pode permanecer infecioso até um ano inteiro num local húmido a baixas temperaturas (cerca de 4 a 15 graus Celsius). Os ovos de Echinococcus granulosus também são destruídos pela dessecação. Com uma humidade de 25%, são destruídos em quatro dias, num dia a 0% e em menos de 5 minutos a 60-80 graus Celsius **[24].**

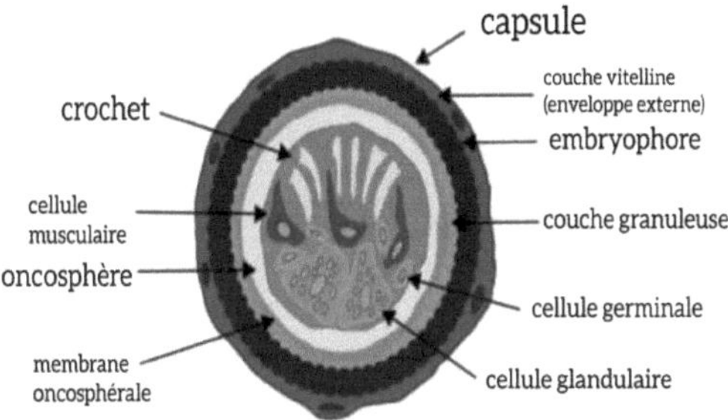

Figura 2. Diagrama de um ovo de Echinococcus granulosus **[25].**

4.2.3. A forma larvar ou hydatid

Também conhecida como vesícula hidatiforme de Echinococcus. É uma esfera opaca, tensa e elástica, de diâmetro variável até 30 cm. Este quisto é uma cavidade unilocular preenchida por um líquido sob pressão. Encontra-se frequentemente no fígado e nos pulmões do hospedeiro intermediário. No entanto, também se pode desenvolver noutros órgãos. locais, como os ossos **[26].**

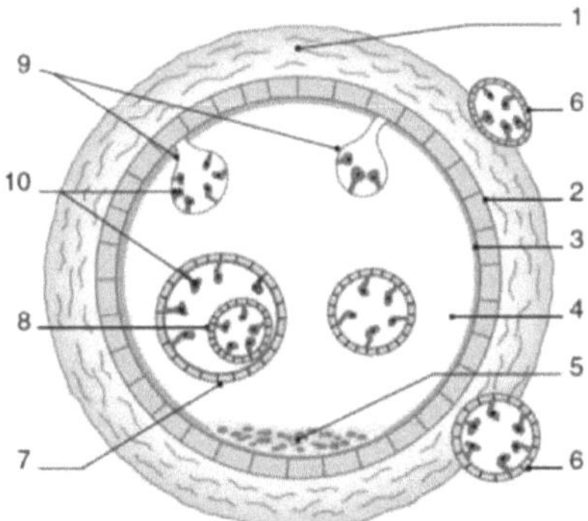

Figura 3: Diagrama esquemático da forma larvar do quisto hidático.

1. Adventícia reactiva; **2.** membrana da cutícula (exterior); **3.** membrana proligeral (interior); **4.** fluido hidático; **5.** areia hidática; **6.** vesícula filha exógena; **7.**
Vesícula proligeral (cápsula); **8.** Protoscolexo; **9.** Vesícula filha endógena; **10.**

Bexiga de menina **[27].** Os diferentes componentes da forma larvar são apresentados acima.

4.2.3.1. Erva daninha reaction

É um invólucro fibro-conjuntivo espesso, duro, de origem não parasitária, resultante da reação inflamatória das células das vísceras parasitadas, dando origem a um pericisto. Existe um plano de clivagem entre a adventícia e a larva hidática **[28].**

4.2.3.2. Dupla membrana ou parede cística

❖ **A membrana externa ou cutícula**

Membrana mucopolissacárida constituída por lamelas de quitina concêntricas, estratificadas e anistáticas. É uma membrana frágil, com uma elasticidade que lhe permite distender-se sob a pressão exercida pelo líquido hidático. Facilita a passagem de nutrientes para o interior do quisto. Tem também a função de proteger o parasita da reação imunitária do hospedeiro intermediário, cujo mecanismo ainda não foi elucidado **[22]**.

❖ **A membrana germinativa**

Trata-se de uma membrana muito fina (10 a 15 µm), que reveste o interior da cutícula. Actua como um filtro altamente seletivo, permitindo a passagem de moléculas antigénicas para o organismo parasitado, causando reacções anafiláticas menores, como a urticária.

Desempenha vários papéis, nomeadamente o crescimento da hidátide, a secreção do fluido hidático que mantém o quisto hidático sob tensão, a génese das camadas da cutícula periférica e, em especial, a reprodução assexuada por poliembrionia, por brotamento de vesículas proligerais cheias de líquido (300 a 800 µm), que não possuem membrana cuticular e permanecem ligadas à membrana proligeral por meio de um pedículo sincial. Cada vesícula brota por sua vez, dando origem a cerca de dez protoscolexos de 50 a 150 µm, que representam a cabeça das futuras ténias adultas.

As vesículas filhas endógenas podem romper-se e, consequentemente, libertar o escólex no fluido hidático, bem como desprender-se e permanecer a flutuar. No entanto, as vesículas filhas exógenas, derivadas de fragmentos da membrana germinativa, ficam embebidas na cutícula antiestática durante a sua formação e vesiculam por sua vez, dando origem a múltiplos protoscolex. Este processo externo é invulgar nos seres humanos e pode dar ao quisto hidático um aspeto externo em forma de mamilo **[29]**.

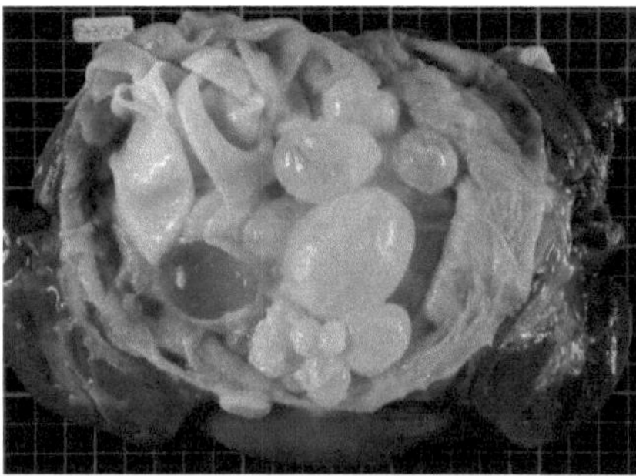

Figura 4. Aspeto macroscópico de um cisto hidático renal com a presença de vesículas filhas **[30]**.

4.2.3.3. Líquido hidático

O lúmen do quisto é preenchido por um líquido claro e estéril, composto principalmente por água (99%), mais uma mistura de moléculas derivadas do parasita e do soro do hospedeiro. A hiperpressão no interior, que pode atingir 100 cm de água para um diâmetro de 10 cm, é um fator crucial para o crescimento e complicações como a rutura, que é reduzida em quistos antigos e quistos multivesiculares. O líquido representa um meio de cultura favorável aquando da rutura da hidátide **[22]**.

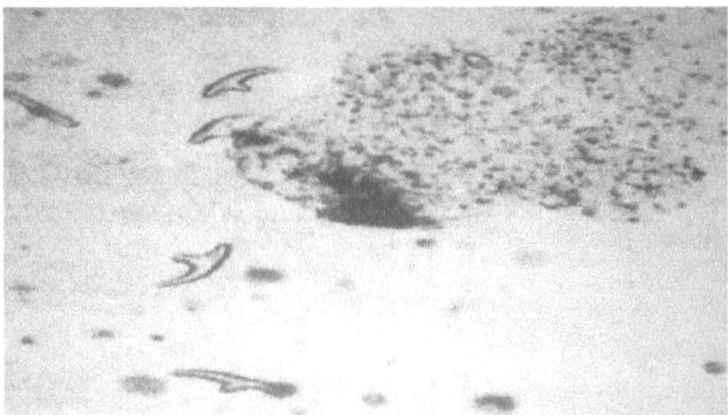

Figura 5. Líquido hidático com protoscolex e ganchos **[31]**.

4.2.3.4. Areia hydatique

A areia hidatiforme é a parte inclinada da hidátide, com um sedimento composto por elementos destacados da membrana germinativa: protoscolexos livres, vesículas rompidas, cápsulas deiscentes, vesículas filhas, ganchos quitinosos que emanam de escólexes degenerados e destruídos **[29]**.

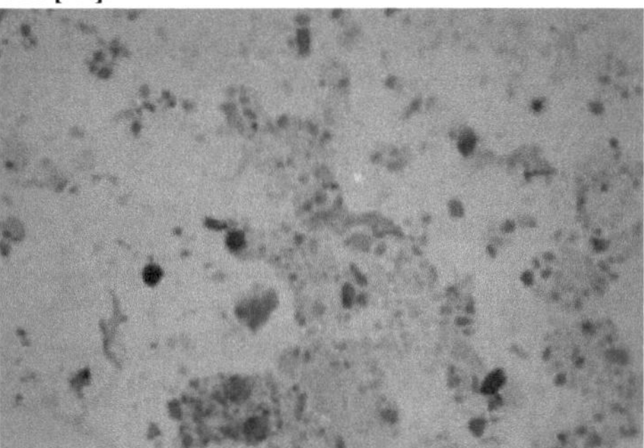

Figura 6. Areia hidatiforme com ganchos **[22]**.

5. Discriminação geográfica

5.1. No mundo

O E. granulosus sensu lato é transmitido principalmente por cães e vários hospedeiros intermediários. O quisto hidático é uma doença cosmopolita, presente em todo o mundo,

exceto na Antárctida, com regiões endémicas no Norte de África, particularmente na Argélia, em Marrocos, na Líbia e na Tunísia **[32]**.
Em contrapartida, a prevalência mais elevada do mundo, com uma taxa de 6,6% nos homens, foi registada na África Oriental, no surto de Turkana (nordeste do Quénia) **[28]**.

A bacia mediterrânica continua a ser a zona onde os quistos hidáticos representam uma ameaça grave, com uma prevalência elevada em Espanha e em certas regiões de Itália, Grécia e Turquia **[32]**.

Foi observada uma reemergência da doença em vários países da Ásia Central, China, Europa de Leste e Israel **[33]**.

A América do Sul é uma área endémica para a equinococose quística (EC), onde a doença está disseminada em muitos países (Peru, Argentina, Bolívia, Uruguai, Chile e a parte sul do Brasil) **[34]**.

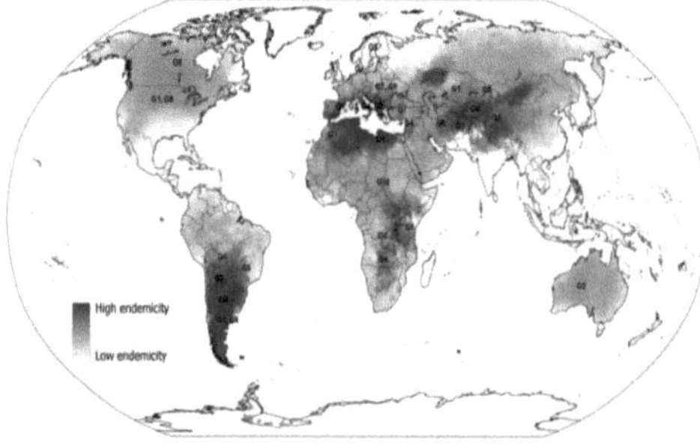

Figura 7. Distribuição geográfica da equinococose quística a nível mundial **[35]**.

5.2. Em Argélia

Na Argélia, a CE é um problema real de saúde pública e económico. Além disso, a doença é transmitida aos seres humanos através de um ciclo ovelha/cão **[36]**. A estirpe G1 de ovinos infecta ovinos, bovinos e seres humanos, enquanto a estirpe G6 de camelos infecta camelos. Os hospedeiros intermédios, representados pelos animais de criação e pelos seres humanos, são frequentemente infestados por cães, com uma taxa de prevalência de 24,8% para os camelos, 13,8% para os bovinos e 6% para os equídeos. As estirpes ovina e camelina ocorrem no norte e no sul da Argélia, respetivamente **[35]**. A investigação demonstrou que a taxa de prevalência da hidatidose na Argélia se situa entre 3,4 e 4,6 casos por 100 000 habitantes **[37]**.

6. Ciclo

O ciclo do parasita envolve dois hospedeiros: um hospedeiro definitivo, que envolve cães e outros canídeos, e um hospedeiro intermediário, representado por ungulados (ovelhas, cabras, porcos, cavalos). Os hospedeiros definitivos são infectados pela ingestão de vísceras portadoras de quistos. Os vermes adultos residem no intestino delgado do cão, que é o principal hospedeiro definitivo. O hospedeiro intermediário é infestado após a ingestão dos ovos e, sob a ação de enzimas no estômago e no intestino delgado, o embrióforo liberta a oncosfera. A bílis ajuda a ativar a oncosfera e esta utiliza os seus seis ganchos para perfurar a parede intestinal **[24]**. A oncosfera entra na circulação sistémica (circulação portal) em direção ao fígado ou (na linfa) em direção aos pulmões, que são os dois locais habituais para o desenvolvimento larvar do parasita **[38]**. Uma vez dentro destes órgãos, perde os seus ganchos e desenvolve-se em metacestode ou hidátide, gerando numerosos protoscolexos que, após ingestão, evaginam e fixam-se na mucosa intestinal do hospedeiro definitivo, onde se desenvolvem, tornando-se adultos em 32-80 dias, e um novo ciclo é reproduzido **[33]**. O homem é um hospedeiro acidental, constituindo um beco sem saída biológico para o parasita **[24]**.

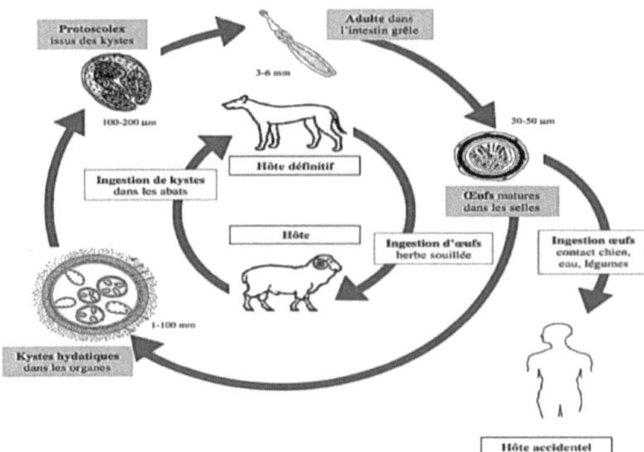

Figura 8. Ciclo evolutivo de Echinococcus granulosus **[39]**.

7. Método de contaminação

7.1. Modo de contaminação do hospedeiro definitivo

O hospedeiro definitivo (canídeos e carnívoros selvagens) infecta-se por carnivorismo, ao ingerir o hospedeiro intermediário ou as vísceras parasitadas por hidátides férteis. É o que acontece nas zonas rurais, onde a criação de gado é pastoril e os rebanhos estão fortemente parasitados, e onde as vísceras dos animais provenientes dos matadouros locais servem de refeição aos cães. É também o caso dos pastos de ovelhas, onde os cadáveres dos animais parasitados são enterrados em sepulturas mal cavadas, dando aos cães acesso para os devorarem **[29,40]**.

7.2. Modo de contaminação dos hospedeiros intermédios

7.2.1. Contaminação animal

Os herbívoros domésticos são hospedeiros intermediários, albergando a forma larvar de E. granulosus, e são principalmente bovinos, ovinos, caprinos e camelos. Estas espécies animais são infectadas nas pastagens através da ingestão de erva suja com as fezes do hospedeiro definitivo parasitado **[41].**

7.2.2. Contaminação humana [22,29,40,41,42].

A infeção humana resulta do comensalismo e da coabitação com a população canina afetada pela equinococose hidática, sobretudo nas zonas rurais onde existe um contacto próximo com os cães. Os cirurgiões veterinários e as crianças estão particularmente em risco, devido ao seu contacto emocional com os cães. A doença é contraída através da ingestão dos ovos embrionados, de duas maneiras:

❖ **Rota direta :**

Os cães contaminam os seres humanos através da lambidela, ou ao acariciarem o pelo quando este está sujo de ovos, porque quando os cães se limpam, lambem a zona perianal, onde os ovos se acumulam e acabam por ser espalhados pelo pelo com a língua.

❖ **Via indireta:**

Propaga-se através da ingestão de plantas cruas ou de água contaminada pelas fezes do hospedeiro definitivo. Os ovos são disseminados passivamente pelo vento, chuva, rios, artrópodes, calçado humano e patas de animais.

8. Localizações de parasitas

Os quistos hidáticos podem desenvolver-se em qualquer órgão. Os locais mais comuns são o fígado e os pulmões, mas também existem locais excepcionais como o osso, o que é raro mesmo em áreas altamente endémicas.

8.1. Localizações predominantes

8.1.1. Hidatidose fígado

A hidatidose hepática é o local predominante da doença, representando dois terços dos casos, e deve-se à passagem obrigatória pelo portal da forma larvar da taenia Echinococcus granulosus. Esta doença parasitária é muito comum nos países do Norte de África **[43].**

Quando o embrióforo é ingerido pelo hospedeiro intermediário, alcança a circulação venosa mesentérica para chegar ao fígado, onde vacua e apresenta uma vesiculação central para dar origem a um cisto hidático.

A equinococose hepática é primária e ocorre à direita em 65% dos casos. Está normalmente associada a outras localizações extra-hepáticas, como os pulmões, o baço e o peritoneu, nos casos em que o quisto é múltiplo **[44].**

8.1.2. Hidatidose pulmonar

Os quistos hidáticos pulmonares são causados pelo desenvolvimento de hidátides nos pulmões, principalmente no lobo inferior direito **[45]**. Estima-se que representem 25 a 40% das doenças hidáticas humanas **[46]**.

Depois de ingerir os embriões de hexacanto, eles encontram seu caminho para o lúmen intestinal, que eles então atravessam para tomar o trato quilífero e o sistema portal. Chegam aos pulmões através dos sinusóides hepáticos, da veia cava inferior e das câmaras cardíacas direitas **[47]**.

O pulmão é o segundo local mais comum a seguir ao fígado nos adultos **[48]**. No entanto, é o órgão mais afetado nas crianças, especialmente porque o filtro hepático é poroso **[47]**.

8.2. Locais raros

8.2.1. Hidatidose osso

A hidatidose óssea representa 0,5 a 2,5% de todos os casos e é mais frequente em adultos, com predomínio do sexo masculino. Esta raridade justifica-se pelo percurso do embrião de hexacanto que, após absorção digestiva, passa pelo fígado e depois pelos pulmões por via hematógena, onde os capilares são mais pequenos que os capilares ósseos, constituindo um filtro seletivo. Os quistos hidáticos no osso são quase sempre primários, e não contínuos ou disseminados. A consistência dura do osso confere aos quistos hidáticos uma expressão anatómica distinta da de outras localizações. Não existem limites claros.

A localização óssea da hidatidose é predominantemente na coluna vertebral, o que ocorre em 44% dos casos, mas também na pélvis. Nos ossos longos, o quisto hidático desenvolve-se na epífise-metáfise, com extensão secundária à diáfise, o que pode ser explicado pelo tropismo sanguíneo do parasita **[5,6,8,49]**.

8.2.2. Hidatidose músculo

A localização muscular é pouco frequente, com uma frequência estimada inferior a 3%, mesmo em zonas endémicas. O envolvimento muscular é mais frequentemente isolado e ocupa o 3º lugar a seguir ao envolvimento do fígado e dos pulmões. Afecta a musculatura da parede torácica, o músculo peitoral maior, o músculo alfaiate, o quadríceps e os músculos glúteos **[7,50]**.

8.2.3. Hidatidose cerebral

A hidatidose desenvolve-se no cérebro em 1 a 2% dos casos e afecta mais frequentemente as crianças (80 a 90% dos casos). Pode complicar uma localização cardíaca e, entre as localizações cerebrais, pensa-se que a localização supratentorial é a mais frequente **[51,52]**.

8.2.4. Hidatidose

Os quistos hidáticos do coração são raros nos adultos e ainda mais raros nas crianças. 60% dos quistos hidáticos cardíacos são isolados e 40% dos casos estão associados a localizações no fígado ou nos pulmões. O ventrículo esquerdo é o mais afetado, pois recebe o dobro de sangue que o ventrículo direito, geralmente na camada subepicárdica, e subendocárdica no coração direito **[53]**.

8.2.5. Hidatidose renal

A localização renal é rara, mesmo em áreas endémicas, com uma frequência estimada de 5% das formas viscerais, embora seja a localização mais comum no trato urogenital. Os quistos hidáticos do rim estão principalmente associados a localizações hepáticas, e a localizações pulmonares em 2 a 5% dos casos. Na maioria dos casos, é primário e único, localizado no córtex e geralmente polar. O rim esquerdo é o mais frequentemente afetado pela hidatidose **[30]**.

8.2.6. Hidatidose esplénica

Os quistos hidáticos do baço ocupam o terceiro lugar, depois dos quistos hidáticos do fígado e dos pulmões, tal como os quistos hidáticos dos músculos. A sua frequência varia entre 2 e 8%. Nas zonas endémicas, 50-80% das lesões quísticas esplénicas são de origem hidática. A contaminação esplénica ocorre de duas maneiras: ou através da corrente sanguínea, uma vez que o embrião de hexacanto tenha passado pelos filtros hepático e pulmonar, ou retrógrada; a partir do fígado, e através da circulação venosa portal retrógrada, no caso de hipertensão portal **[46]**.

8.2.7. Hidatidose pancreática

Trata-se de um local excecional e, mesmo em países altamente endémicos, a incidência é inferior a 1%. A contaminação do pâncreas ocorre por via hematogénica, depois de passar pelos filtros hepático e pulmonar.

Os quistos hidáticos do pâncreas são isolados em 91% dos casos. A localização na glândula é geralmente periférica (dois terços dos casos). A hidátide está localizada na cabeça em 57% dos casos, no corpo em 24% e na cauda em 19% **[54]**.

8.2.8. Hidatidose peritoneal

Os quistos hidáticos peritoneais raramente são primários, devido ao envolvimento hematogénico. A frequência da localização peritoneal dos quistos hidáticos varia entre 5 e 16% **[55]**.

9. Sinais clínicos

A equinococose hidática caracteriza-se por uma evolução lenta e um início insidioso.
O aparecimento de sinais clínicos depende de :

✓ O tamanho do quisto, no entanto, os quistos pequenos <5 cm, bem encapsulados e não calcificados, permanecem assintomáticos durante vários anos.

✓ O órgão afetado e a localização do quisto no seu interior.

✓ O efeito de compressão exercido pelo quisto nas estruturas vizinhas.

✓ O estado imunitário do hospedeiro intermediário.

✓ Complicações secundárias à rutura de um quisto primário responsável pela disseminação do protoscolex, ou induzidas pela superinfeção do quisto **[24]**.

9.1. Hidatidose fígado

Um quisto hidático no fígado permanece latente durante muito tempo, e é frequentemente revelado por dor no hipocôndrio direito, sensação de peso, hepatomegalia **[56]** e problemas digestivos **[38]**. Podem ainda surgir complicações secundárias, como a superinfeção que leva à formação de um abcesso hepático **[57]**, que quando rompido nas vias biliares leva a colangite, com ou sem iterícia obstrutiva, o quisto pode também romper-se nos pulmões, causando hidatidose pulmonar e fístula brônquica **[56]**, ou intraperitonealmente (causando hidatidose secundária), levando a peritonite aguda e choque anafilático com mau prognóstico. A compressão dos ductos biliares e das veias supra-hepáticas pode levar à hipertensão portal e à síndrome de Budd-Chiari **[58]**.

9.2. Hidatidose pulmonar

A doença caracteriza-se por uma evolução lenta e assintomática. A doença revela-se através de sinais gerais e/ou respiratórios (dor torácica, hemoptise, tosse crónica, dispneia **[38]**), ou quando o quisto se rompe, dando origem a episódios febris, tosse seca e expetoração. No entanto, é possível que o quisto se torne superinfectado **[59]**.

9.3. Hidatidose músculo

A forma clínica da doença é representada por uma tumefação indolor e não inflamatória dos tecidos moles, que aumenta de tamanho ao longo do tempo, sem alterar o estado geral do doente. No entanto, outros sinais podem aparecer após complicações induzidas por compressão nervosa, ou superinfeção do cisto causando um abscesso quente ou tumor maligno **[60]**.

9.4. Hidatidose osso

Os quistos hidáticos ósseos evoluem lentamente **[33]**. O quadro clínico é pouco sugestivo, dependendo da localização do quisto, podendo apresentar-se com dor e tumefação **[61]**.

O início da doença pode ser atribuído à superinfeção do quisto, ou ao efeito compressivo do quisto, levando a lesões neurovasculares **[33]**.

Um quisto localizado nos ossos longos pode levar a uma fratura **[28]**, que por sua vez pode revelar a sua presença **[33]**. A deformidade da coluna vertebral, o inchaço dos tecidos moles, as fracturas patológicas e a paraplegia são os sinais reveladores da hidatidose vertebral, que tem um prognóstico terrível **[28]**.

Observa-se uma claudicação discreta ao caminhar quando o quisto está localizado nos membros inferiores ou na pélvis **[61]**.

9.5. Hidatidose pancreática

O quadro clínico depende da localização do quisto, com iterícia de retenção e uma massa abdominal epigástrica palpável, mas a dor abdominal acima da região umbilical parece ser o principal motivo de consulta. As complicações incluem supuração do quisto, episódios hemorrágicos e reacções alérgicas resultantes da rutura intra ou retroperitoneal **[54]**.

9.6. Hidatidose esplénica

A doença progride lentamente e permanece assintomática durante vários anos. A forma clínica frequentemente encontrada é a esplenomegalia e a dor no hipocôndrio esquerdo **[62]**.

O quisto pode ser complicado por abcesso ou rutura na pleura, estômago ou cólon **[63]**.

9.7. Hidatidose cerebral

O quadro clínico é de cefaleias, tonturas e alterações da consciência. Dependendo da localização do quisto, podem estar associados défices neurológicos específicos

[38].

9.8. Hidatidose

As perturbações do ritmo cardíaco, palpitações, dispneia de esforço, angina e hemoptise são os sinais clínicos mais comuns, sendo as complicações possíveis as embolias sistémicas e pulmonares, as lacerações do miocárdio e as perturbações da condução **[64]**.

9.9. Hidatidose renal

Clinicamente, manifesta-se por uma síndrome dolorosa e uma síndrome tumoral. A hidatúria parece ser um sinal específico dos quistos hidáticos renais, que está relacionado com o desenvolvimento retroperitoneal do quisto, testemunhando a rutura do quisto no trato excretor **[65]**.

9.10. Hidatidose peritoneal

A rutura abrupta do quisto pode manifestar-se por ascite ou síndrome abdominal agudo, mas o quadro clínico continua a ser dominado pela dor no situs, que pode estar associada a vómitos, e pode mesmo levar à deterioração do estado geral do doente. Pode ocorrer iterícia de retenção devido à compressão das vias biliares ou fístula bilio-cística **[55].**

10. Diagnóstico

10.1. Diagnóstico

10.1.1. Sinais biológicos não específicos do

A hidatidose é uma helmintíase com um ciclo de vida que requer a passagem intra-tecidular, o que pode induzir hipereosinofilia sanguínea, que é um sinal biológico definido como mais de 500 células polinucleares eosinofílicas/mm^3 . No entanto, este nível varia de acordo com a fase de infestação, aumentando à medida que o organismo responde à estimulação antigénica. Atinge um máximo em algumas semanas a alguns meses durante a passagem dos tecidos, diminuindo depois **[66].**

A hiperleucocitose dos neutrófilos indica uma superinfeção do quisto hidático **[45].**

10.1.2. Diagnóstico parasitológico direto

A pesquisa direta do parasita nos fluidos brônquicos após o vómito, ou no líquido pleural, ou em qualquer outra amostra que contenha protoscolex e ganchos de hidátide, constitui o diagnóstico de certeza. No entanto, raramente é efectuada na prática quotidiana e só ocasionalmente é solicitada. Para além dos fins de diagnóstico, esta investigação permite-nos estudar a viabilidade do protoscolex e a fertilidade dos quistos. Esta fecundidade está geralmente implicada no aparecimento de uma possível hidatidose secundária, que surge como resultado de uma rutura espontânea ou acidental, após um procedimento traumático ou pós-terapêutico, e consequentemente a libertação de protocolexos viáveis, que se juntam a outros órgãos **[67].**

10.1.3. Diagnóstico imunológico indireto

A serologia da hidatidose baseia-se na deteção de anticorpos antiparasitários específicos no sangue. É um passo essencial no diagnóstico e, em particular, na deteção de recorrências de hidatidose, através da presença de imunoglobulinas G4, que se pensa serem marcadores de recorrência de hidatidose, enquanto as imunoglobulinas G2 estão ligadas a infecções primárias. É utilizada para orientar o diagnóstico da equinococose através dos seguintes métodos:

❖ **Imunoeletroforese**

Este método é cada vez menos utilizado devido ao seu carácter complexo, mas é muito específico. Destaca o arco 5.

❖ **Ensaio de imunoabsorção enzimática (ELISA)**

A sensibilidade do imunoensaio enzimático torna-o o método complementar de eleição, para além da imunoeletroforese.

❖ **Hemaglutinação indireta, electrossíntese, imunofluorescência e western blot**

Trata-se também de técnicas de elevado desempenho que são habitualmente utilizadas **[1]**. É importante combinar duas técnicas: uma quantitativa (ELISA) e outra qualitativa (Western Blot). O diagnóstico é confirmado quando ambas as técnicas são positivas com uma taxa significativa. A serologia da hidatidose é utilizada para determinar se um quisto hidático é viável ou inativo **[68]**.

10.2. Imagiologia médica

10.2.1. Radiografia

As radiografias normais podem excluir o envolvimento ósseo **[69]**. No entanto, o diagnóstico definitivo só pode ser feito através do estudo histológico da lesão, uma vez que é difícil confirmar o diagnóstico de equinococose numa lesão óssea revelada por radiografia e esclarecida por TAC **[5]**.

A radiografia mostra mais frequentemente imagens líticas areolares mal limitadas, dando o aspeto clássico de favo de mel, e calcificações no caso de um quisto hidático envelhecido **[8,69]**. Deve notar-se que, na maioria dos casos, um diagnóstico positivo de quisto hidático pulmonar pode ser feito através de uma radiografia do tórax **[47]**.

10.2.2. Ultrassom

Este é o exame de eleição para o diagnóstico de quistos hidáticos. Indica a natureza fluida do inchaço e a sua localização. É utilizado para diagnosticar a equinococose em casos típicos. A ecografia abdominal e a ecografia toracoabdominal desempenham um papel importante no diagnóstico positivo de quistos hidáticos no fígado e depois nos pulmões **[47,58]**. As duas classificações de hidatidose são as de Gharbi **(Quadro I)** e da Organização Mundial de Saúde (OMS) **[70]**. De acordo com a classificação de Gharbi, existem cinco aspectos ecográficos do quisto hidático, como se mostra na tabela seguinte:

Tipos	Aspectos ultra-sonográficos
Tipo I	Uma massa líquida com uma parede limpa.
Tipo II	Descolamento da membrana.
Tipo III	Multivesicular.
Tipo IV	Lesão pseudotumoral.
Tipo V	Cisto hidático com parede calcificada.

Tabela I: Classificação de Gharbi **[71]**.

Em 2002, foi sugerida uma classificação pela OMS, com o objetivo de selecionar melhor os doentes para tratamento percutâneo. Esta classificação utiliza o carácter fértil ou não fértil do quisto hidático do fígado e o seu carácter transitório:

• grupo 1 (lesão quística infértil).

• grupo 2 (quistos hidáticos férteis): equinococose quística de tipo 1 e equinococose quística de tipo 2.

• grupo 3 (lesão de transição): equinococose quística de tipo 3.

• grupo 4 (lesão inativa): equinococose quística de tipo 4 e equinococose quística de tipo 5 **[70]**.

10.2.3. Tomografia computorizada (TC)

A TC pode ser utilizada para fazer um diagnóstico positivo de quistos hidáticos cerebrais **[51]**. É um exame que pode ser utilizado para determinar a natureza hidática de uma massa, no caso da ecografia tipo IV. É também útil para estudar a relação com os órgãos vizinhos, vasos e trato urinário **[72]**. O constrangimento da TC é o mesmo que o da ecografia, pois existem formas atípicas, em que a massa não é claramente líquida, o que impede a identificação óbvia de uma vesícula e/ou estrutura membranar **[69]**.

10.2.4. Imagem por ressonância magnética (MRI)

A RMN é a técnica de imagiologia de eleição para a patologia hidática dos tecidos moles **[15]**. Também é utilizada para quistos hidáticos ósseos **[49]**, mas é normalmente reservada para casos em que o diagnóstico permanece duvidoso. Permite determinar a localização da lesão e as suas relações adjacentes. Pode também revelar qualquer envolvimento vertebral associado a uma lesão do trato urinário **[72]**.

11. Tratamento

11.1. Tratamento cirúrgico

A cirurgia desempenha um papel vital no tratamento desta parasitose, pois só ela pode levar à cura **[24]**.Esta modalidade terapêutica tem como objetivo :

✓ Inativar o compartimento infecioso do parasita, incluindo o escólex e a membrana germinal.

✓ Reduzir a frequência de disseminação do parasita.
✓ Gerir a cavidade residual.

As intervenções cirúrgicas são abordagens radicais ou conservadoras; a abordagem radical visa remover todo o quisto, incluindo o pericisto, tornando a técnica mais fiável, com menor risco de recorrência, mas com uma incidência significativa de complicações pós-operatórias, enquanto a abordagem conservadora visa extrair apenas o conteúdo do quisto parasitário, preservando o pericisto, sendo este último seguro antes da cirurgia, mas com uma taxa significativa de recorrência. O tratamento da cavidade residual passa pelo revestimento, marsupialização e omentoplastia **[73]**:
✓ Complicação secundária de superinfeção bacteriana do quisto, ou compressão de estruturas vizinhas induzida pelo quisto, ou na sequência de uma possível comunicação com os canais biliares.

✓ Grandes quistos hepáticos com múltiplos quistos filhos, por hepatectomia parcial, pericistectomia, cistectomia aberta com ou sem omnetoplastia.

✓ Cistos pulmonares por lobectomia, extrusão de cistos usando a técnica de barrette, pericistectomia **[24]**.

✓ Quistos musculares (pericistectomia) **[60]**.

✓ Quistos ósseos (excisão carcinológica de lesões hidáticas) **[61]**.
✓ Quistos no baço (a esplenectomia total é a técnica preferida, embora a esplenectomia parcial e a enucleação com omnetoplastia não estejam excluídas da escolha) **[46]**.

✓ Quistos peritoneais, em que a cirurgia visa tratar simultaneamente os quistos no peritoneu e os quistos primários **[74]**.

✓ Quistos pancreáticos: o tratamento continua a ser essencialmente cirúrgico, com a escolha da técnica a depender da localização do quisto e da existência ou não de uma fístula cisto-ductal **[54]**.

✓ Hidatidose cardíaca: curável por cistectomia, pericistectomia, seguida de revestimento da cavidade residual **[75]**.

✓ Hidatidose renal: pericistectomia parcial ou ressecção da cúpula saliente, oferecendo aos cirurgiões as técnicas de eleição, que permitem obter resultados satisfatórios sem danificar o parênquima renal **[65]**.

✓ Hidatidose cerebral: tratamento neurocirúrgico **[76]**.

No entanto, a cirurgia continua a ser limitada e está contra-indicada durante a gravidez e em doentes com doenças (cardíacas, renais, hepáticas, etc.), bem como em doentes com quistos pequenos, de difícil acesso, inviáveis ou calcificados.

11.2. Tratamento médico

O tratamento médico é uma opção de tratamento não invasiva que pode ser utilizada em doentes de qualquer idade, embora seja mais eficaz em doentes mais jovens do que em doentes mais velhos. Parece ser mais eficaz em quistos pequenos, de paredes finas, que não estão superinfectados ou complicados por envolvimento secundário. Por outro lado, os quistos filhos, contidos nos quistos mãe, parecem ser menos sensíveis a este tratamento **[24]**. Os doentes que apresentem uma contraindicação para a cirurgia, ou com múltiplos quistos de difícil acesso, ou uma forma inoperável de hidatidose de origem hepática, pulmonar, peritoneal ou cerebral, podem ser elegíveis para tratamento médico. Ao mesmo tempo, esta modalidade de tratamento oferece uma alternativa em áreas altamente endémicas onde o acesso a outras opções de tratamento é limitado pela falta de instalações de cuidados de saúde.Além disso, foi demonstrado que, em doentes submetidos a cirurgia, a administração prévia de derivados de benzimidazol amolece os quistos, reduzindo a pressão intra-cística, facilitando assim o procedimento e a remoção dos quistos. Em segundo lugar, este tratamento reduz a viabilidade do protoscolex e dos quistos, ajudando a prevenir a recorrência. A quimioterapia com derivados de benzimidazol (albendazol, mebendazol) actua alterando a camada germinativa do parasita, privando-o de glicose e provocando a autólise celular **[77]**.

A dosagem prescrita é de :

• Albendazol: 10mg/kg administrados por via oral, duas vezes por dia, durante 3 a 6 meses, com intervalos de 14 dias.

• Mebendazol: 40mg/kg a 50mg/kg administrados por via oral, três vezes por dia, durante três a seis meses **[24]**.

De acordo com os dados farmacocinéticos, a administração concomitante do medicamento com uma refeição rica em gordura resultará numa melhor biodisponibilidade do composto. A quimioterapia não deve ser administrada a mulheres grávidas devido ao seu efeito teratogénico, particularmente durante o primeiro trimestre, nem a doentes que tenham sido submetidas a quimioterapia. insuficiência hepática ou da medula óssea, ou com quistos grandes com tendência para a rutura, ou quistos inactivos ou calcificados [77].

11.3. Tratamento percutâneo (punção, aspiração, injeção, reaspiração)

O tratamento percutâneo guiado por imagem, particularmente por ultrassom, foi introduzido em meados dos anos 80 **[24]**. A técnica é efectuada em três fases: Após o estabelecimento de regras rigorosas de assepsia adequadas ao procedimento, e sob anestesia loco-regional, a técnica é realizada da seguinte forma: Inicialmente, com uma agulha fina e sob controlo ecográfico, o quisto é puncionado para aspirar o líquido que contém. Uma vez extraído o conteúdo do quisto, é injetado um agente escolicida (soro fisiológico hipertónico a 20-30% ou álcool a 95%) e, passados 20 a 30 minutos, aspira-se novamente a solução destruidora de carapaças [60]. Esta técnica menos traumática seria proposta a todos os doentes com quistos inoperáveis ou para os quais a cirurgia está contra-indicada. As localizações abrangidas por esta opção terapêutica são as seguintes: hepática, esplénica, renal, óssea ou peritoneal. Se ocorrerem recidivas após a cirurgia ou tratamento médico, a punção-aspiração-injeção-reaspiração (PAIR) pode ser considerada como um tratamento alternativo. As mulheres grávidas com uma forma sintomática de hidatidose também poderiam beneficiar da PAIR, mas dada a cobertura por quimioterapia com Albendazol, a técnica parece ser restrita neste caso.A PAIR ecoguiada é combinada com derivados de Benzimidazol para reduzir as complicações causadas pela equinococose secundária. As moléculas recomendadas são o Albendazol e o Mebendazol, administrados 4 dias antes do procedimento, durante 1 e 3 meses, respetivamente. O tratamento pela PAIR ainda é contraindicado em casos de hidatidose pulmonar, cistos hepáticos de difícil acesso ou superficiais, devido ao risco de disseminação do conteúdo parasitário para a cavidade abdominal, e em casos de cistos com múltiplas divisões septais (cistos em favo de mel), cistos calcificados, ou cistos comunicantes com a árvore biliar [24].

12. Profilaxia

A interrupção do ciclo de vida natural do Echincoccus granulsus é inconcebível sem a aplicação de medidas profilácticas adequadas ao contexto local ou regional em causa [1].

12.1. Hospedeiro permanente (cão)

Os cães são infectados ao comerem as vísceras parasitadas de herbívoros. Por conseguinte, é essencial incinerar as miudezas portadoras de hidátides [22]. As medidas adoptadas para erradicar esta doença podem resumir-se ao abate dos cães vadios e ao tratamento dos cães domésticos com Praziquantel [62].

12.2. Hospedeiro intermediário (ovinos)

O controlo veterinário do abate de bovinos é uma medida profiláctica essencial na luta contra a hidatidose [22]. A vacinação dos hospedeiros intermediários domésticos com um antigénio recombinante de Echinococcus granulosus (a vacina EG95) oferece perspectivas encorajadoras para o controlo deste parasita. No entanto, o seu custo continua a ser um problema, especialmente porque esta doença parasitária é frequente em zonas rurais onde a população tem um baixo estatuto socioeconómico [78].

12.3. Hospedeiro acidental (humano)

A prevenção individual consiste em limitar a promiscuidade entre os seres humanos e os cães, especialmente as crianças, que estão particularmente expostas através do contacto emocional (carícias e lambidelas do cão). O contacto humano com a taenia Echinococcus granulosus pode ser indireto, através da ingestão de frutas e legumes sujos com fezes de cão, pelo que é essencial lavar cuidadosamente os vegetais destinados a serem consumidos crus, como morangos e rabanetes [29].

PARTE II
PRÁTICA

CAPÍTULO II
MATERIAIS E MÉTODOS

1. Tipo e âmbito de o estudo

Este é um estudo retrospetivo e descritivo de 5 casos de quistos hidáticos osteomusculares, recolhidos no departamento de ortopedia e traumatologia do hospital universitário Benflis Touhami em Batna, durante um período de 10 anos, de janeiro de 2012 a dezembro de 2022.

2. Objectivos de o estudo

O principal objetivo deste estudo é preencher a lacuna de dados sobre o perfil epidemiológico da hidatidose osteo-muscular na região do Batna. O objetivo secundário do nosso trabalho é destacar os factores de risco e de prognóstico dos quistos hidáticos ósseos e musculares.

3. População do estudo

3.1. Critérios de inclusão

Os pacientes recrutados neste estudo são aqueles com um quisto hidático osteo-muscular, confirmado e explorado por imagiologia médica, cujos registos estão completos e documentados.

3.2. Critérios de exclusão

✓ Os ficheiros que não puderam ser utilizados, incluindo 4 doentes com hidatidose osteo-muscular, foram eliminados.
✓ Diagnóstico mencionado fora do período de estudo.
✓ Doentes com um quisto hidático localizado fora do osso ou do músculo.

4. Recolha de dados

Os processos dos doentes com hidatidose osteomuscular foram tratados com base numa ficha de informação pré-estabelecida, contendo variáveis epidemiológicas, clínicas, radiológicas, biológicas e terapêuticas.

5. Análise de dados

Os dados recolhidos foram introduzidos e analisados com recurso ao software SPSS 2021. Propomo-nos efetuar um estudo comparativo entre os resultados obtidos e outros trabalhos de investigação semelhantes ao nosso.

6. Considerações éticas

Foi obtido o consentimento livre e esclarecido de cada paciente, o sigilo profissional foi salvaguardado e a confidencialidade e o anonimato foram rigorosos.

7. Comentários

Comentário N°1 :

A doente tinha 30 anos e era natural de Batna. Os seus antecedentes cirúrgicos incluíam uma colecistectomia há 4 anos e 5 cesarianas, a última das quais há 3 meses. Foi internada no serviço de ortopedia e traumatologia para tratamento cirúrgico de um quisto hidático na coxa direita.

❖ **Exame clínico :**

No exame geral, o doente estava consciente, hemodinâmica e respiratoriamente estável, apirético, com boa hidratação e boa coloração da pelc e das mucosas.

❖ **Controlo biológico :**

- Hemograma: a contagem de eosinófilos era normal.
- A proteína C-reactiva (PCR) foi negativa.
- A serologia da hidatidose revelou uma hidatidose progressiva.

❖ **Exame radiológico :**

- A ecografia da coxa revelou um abcesso suspeito.
- A RM da coxa direita mostrou uma imagem de aspeto cístico sugestiva de quisto hidático do músculo vasto medial direito, tipo II segundo a classificação de Gharbi **(Figura 9).**
- A angioscan dos membros inferiores mostrou :

✓ Formação cística intramuscular do músculo vasto medial direito, no terço inferior, com parede fina, conteúdo líquido e descolamento bem limitado da membrana proligeral.

✓ Eixo vascular permeável **(figura 10).**

- A radiografia de tórax não apresentava alterações **(Figura 11).**

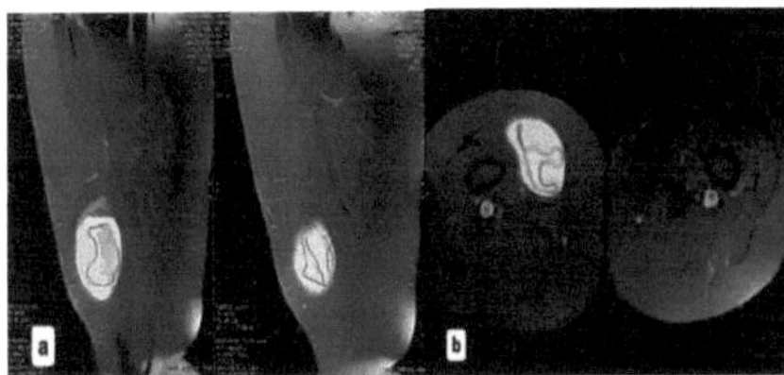

Figura 9 (a,b). Ressonância magnética da coxa direita mostrando um cisto hidático do músculo vasto medial direito.

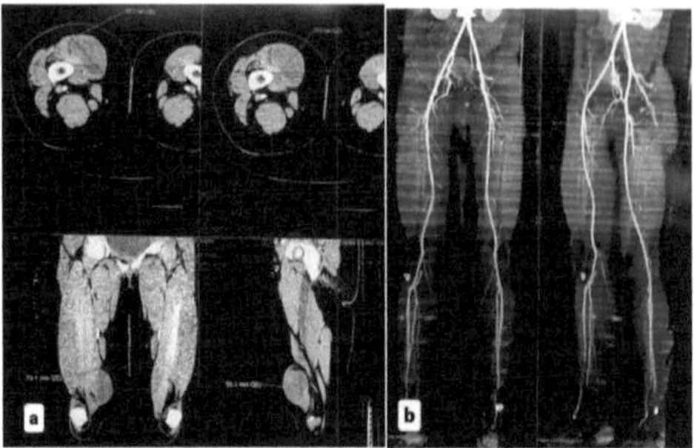

Figura 10 (a,b). Angioscan dos membros inferiores.

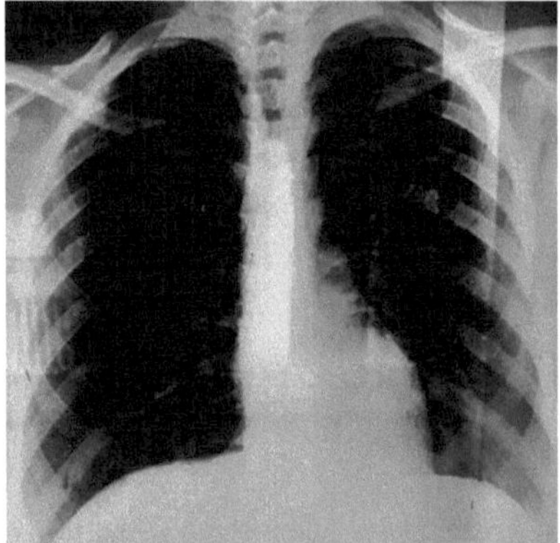

Figura 11. Radiografia de tórax normal.

❖ **Tratamento medicamentoso :**

O doente não recebeu qualquer tratamento anti-helmíntico.

❖ **Tratamento cirúrgico :**

- O doente foi submetido a uma remoção cirúrgica do quisto hidático.

- A investigação revelou uma massa cística no músculo vasto medial.

Comentário nº 2 :

O doente tem 38 anos e é natural de Batna. Tinha sido operado em 2011 e 2015 a um quisto hidático na região sacral e na raiz do membro inferior direito. Foi admitido no serviço de ortopedia e traumatologia por recidiva de um quisto hidático na região sacroilíaca direita e na raiz do membro inferior direito.

❖ **Exame clínico :**

- O exame geral revelou um doente saudável, hemodinamicamente estável e com boa coloração mucocutânea.

- O exame locomotor revelou duas cicatrizes cirúrgicas limpas e de boa qualidade. Uma na raiz do membro inferior direito e a outra na região lombar paraespinhal direita.

A palpação revelou uma massa palpável e indolor na raiz do membro inferior direito, de forma grosseiramente arredondada, com cerca de 6 cm de diâmetro, mole e móvel em relação às camadas superficiais e profundas. O membro estava quente e bem corado.

O resto do exame foi normal.

❖ **Controlo biológico :**

- O hemograma não revelou hipereosinofilia.
- A serologia da hidátide foi negativa.

❖ **Exame radiológico :**

- A ecografia revelou :

✓ Coleção de líquido nos locais de intervenção (região sacral e raiz do membro inferior direito).

✓ Coleção de líquido intramuscular na nádega direita, sugestiva de um provável quisto hidático.

- A tomografia computorizada abdomino-pélvica mostrou: **(Figura 12)**

✓ Osteólise ilíaca direita mal limitada, com envolvimento da articulação sacro-ilíaca direita e extensão pré-sacral.

✓ Lesão quística redonda multicompartimental na região glútea e na raiz da coxa direita, sugestiva de recidiva do quisto hidático.

✓ Colecções de fluidos nos locais de cirurgia.

- A radiografia da bacia mostrava uma lesão osteolítica multilocular da extremidade superior do fémur esquerdo **(Figura 13).**

- A radiografia do tórax não mostrou outra localização **(Figura 14).**

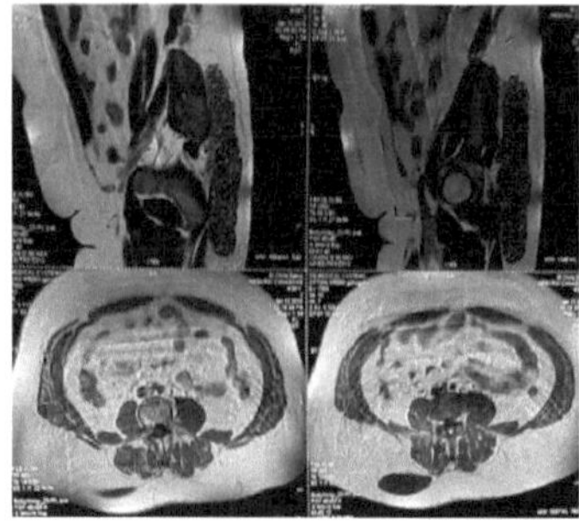

Figura 12. Tomografia computorizada abdominal e pélvica.

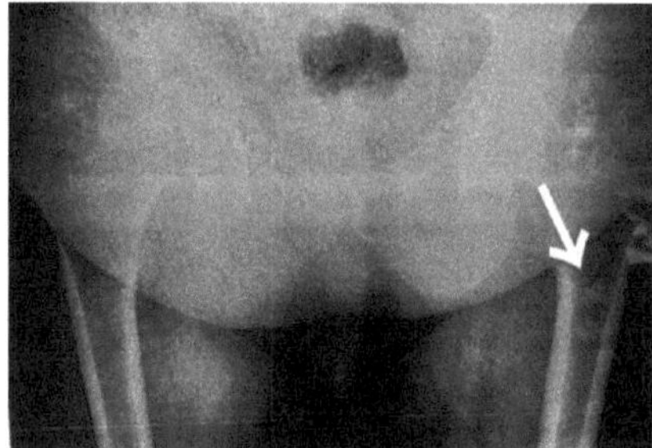

Figura 13. Radiografia da bacia mostrando uma lesão osteolítica multilocular.

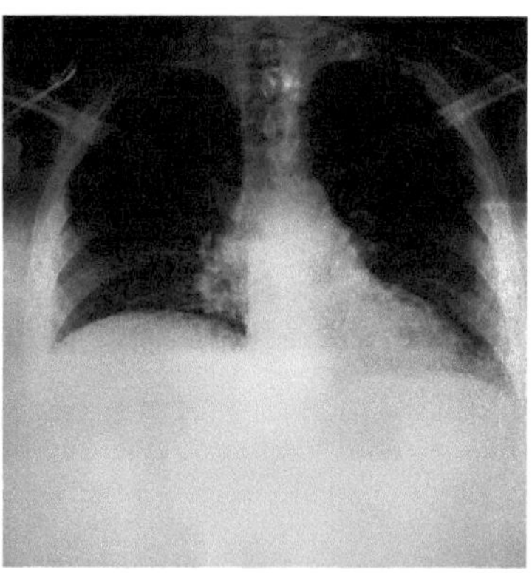

Figura 14. Radiografia de tórax sem anomalias.

❖ **Tratamento medicamentoso :**

O doente não foi tratado com nematocidas.

❖ **Tratamento cirúrgico :**

✓ Relatório cirúrgico :

O procedimento foi o seguinte:

- Incisão cutânea sob a pele.
- 1er tempo: região sacro-ilíaca direita.
- Punção e aspiração do líquido hidático.
- Lavar cuidadosamente com água oxigenada.
- Fecho plano a plano do dreno de aspiração Redon.
- 2ª fase: região inguinal direita.
- Incisão cutânea sob a pele.
- Aspiração de líquido hidatiforme.

- Lavar cuidadosamente com água oxigenada.
- Fechar avião por avião.

Comentário nº 3 :

O doente tinha 36 anos e era natural de Batna. Foi admitido no departamento de traumatologia para tratamento de um quisto hidático recorrente no lado medial da coxa esquerda.

❖ **História:**

- O doente não apresentava antecedentes clínicos dignos de registo.

- Foi operado três vezes a um quisto hidático na parte interna da coxa esquerda, a última das quais há um ano.

❖ **Exame clínico :**

- No exame geral, o doente estava consciente, apirético, hemodinamicamente estável e em bom estado geral.

- O exame locomotor revelou uma cicatriz cirúrgica na face medial da coxa esquerda.

- O doente não apresentava dor à palpação nem sinais de inflamação na coxa esquerda.

- O exame muscular mostrou que os pulsos poplíteos e pedonais eram perceptíveis bilateralmente e de forma simétrica.

- O exame neurológico não apresentava alterações.

❖ **Controlo biológico :**

- O hemograma estava normal.
- A contagem de leucócitos era de 8.000 células/m^3.
- A serologia da hidátide foi positiva.

❖ **Exame radiológico :**

- A RM da coxa esquerda mostrou quistos hidáticos intra e intermusculares no compartimento medial.

- A radiografia de tórax não apresentava anormalidades **(Figura 15).**

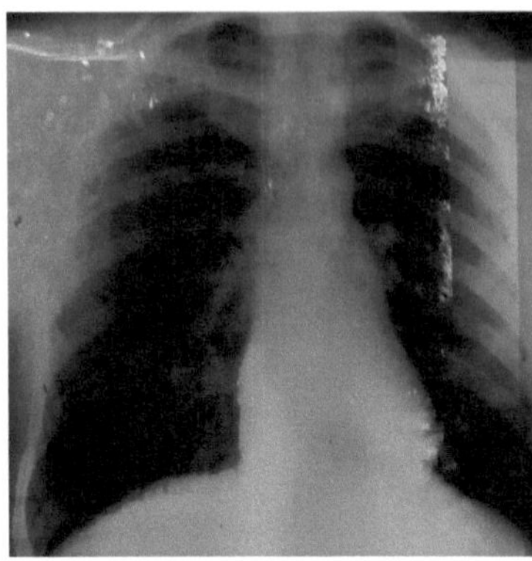

Figura 15. Radiografia de tórax para excluir uma localização pulmonar.

❖ **Tratamento :**

O doente foi tratado cirurgicamente, sem necessidade de terapêutica anti-helmíntica (nomeadamente derivados de benzimidazóis).

✓ Relatório cirúrgico :

- Sob anestesia espinal e em posição supina.
- A operação consistiu numa incisão iterativa.
- Dissecção ao longo do trajeto dos quistos, que estão localizados no músculo adutor magno.
- Remoção dos três quistos, com lavagem abundante com solução salina isotónica.
- Fechar avião por avião.
- Pensos asssépticos.
- As peças cirúrgicas foram enviadas para exame anatomopatológico.

Comentário nº 4 :

Uma mulher de 51 anos, natural de Khenchela, foi admitida no serviço de traumatologia para tratamento de um quisto hidático recorrente na raiz da coxa direita.

❖ **História:**

- Nenhum historial médico específico.
- Foi operado há 3 anos a um quisto hidático na raiz da coxa direita.

❖ **História da doença :**

A doença remonta há três meses à recidiva de um quisto hidático, com o aparecimento de uma tumefação firme e móvel que aumentou progressivamente de tamanho.

❖ **Exame clínico :**

-O doente estava consciente, cooperante, hemodinamicamente estável e em bom estado geral.

-O exame revelou também uma massa firme e móvel de 4 cm, sem dor nem sinais de inflamação, na face interna da coxa direita.

-A motricidade e a sensibilidade dos membros inferiores eram normais.

❖ **Controlo biológico :**

- O hemograma revelou uma contagem normal de glóbulos brancos.

- A serologia da hidátide foi negativa.

❖ **Exame radiológico :**

apresentava duas lesões císticas superficiais, subfasciais, na raiz da coxa direita.

❖ **Tratamento :**

O doente tinha sido submetido a uma cirurgia, mas não tinha recebido qualquer tratamento anti-helmíntico (em particular derivados de benzimidazol).

Comentário nº 5 :

É um homem de 24 anos de Batna. Deu entrada no serviço de traumatologia com dores no exterior da coxa direita. Foi-lhe diagnosticada uma hidatidose osteomuscular da bacia e da coxa direita.

❖ **Antecedentes:**

- Não tinha qualquer historial médico específico.

- Foi operado há um ano a um quisto hidático na coxa direita.

❖ **Exame clínico :**

- Ao exame clínico, o doente estava consciente, apirético, cooperante, hemodinamicamente estável e em bom estado geral.

- O exame das extremidades cefálicas e toracoabdominais não apresentava alterações.

- O exame do sistema músculo-esquelético era normal.

❖ **Controlo biológico :**

- O hemograma não apresentava alterações.

- Os leucócitos eram 7400 elementos/m^3.

- A serologia da hidátide foi negativa.

❖ **Exame radiológico :**

- As radiografias da bacia mostraram hidatidose osteo-muscular da hemi-pélvis direita, estendendo-se ao músculo da raiz da coxa através de trajectos fistulosos **(Figura 16).**

- A radiografia de tórax era normal **(Figura 17).**

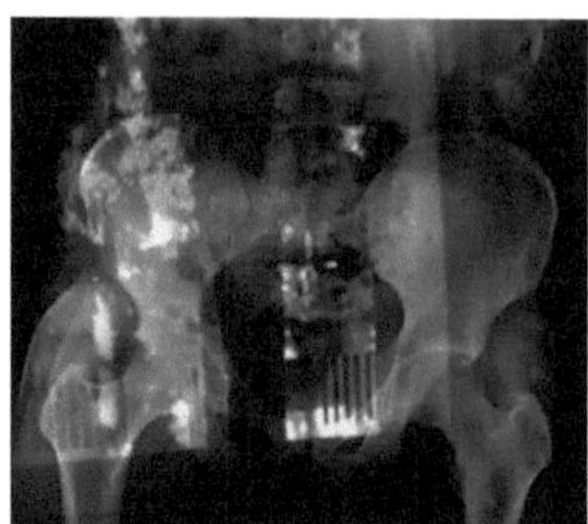

Figura 16. Radiografia da bacia mostrando hidatidose osteomuscular.

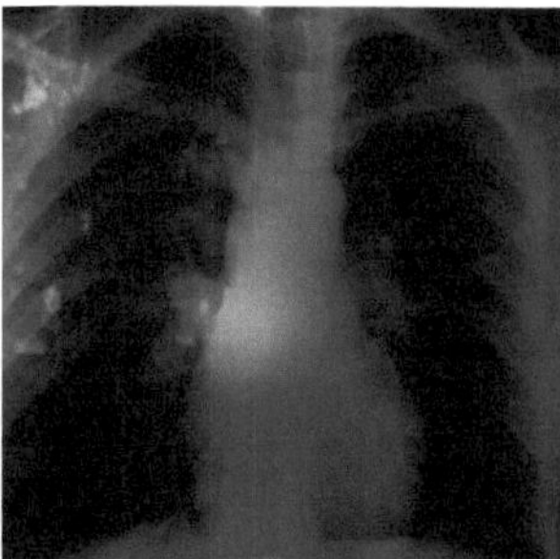

Figura 17. Radiografia de tórax sem anomalias.

❖ **Tratamento:**

O doente tinha sido submetido a cirurgia, mas não tinha recebido tratamento anti-helmíntico (em particular derivados de benzimidazol).

CAPÍTULO III
RESULTADOS

Durante o nosso estudo retrospetivo, de 2012 a 2022, no serviço de cirurgia ortopédica do hospital universitário Benflis Touhami de Batna, foram estudados cinco processos para realizar este trabalho e recolher o máximo de informação possível sobre a doença hidática que afecta o osso e o músculo **(ver Quadro II).**

1. Estudo epidemiológico

1.1. Idade

A idade média dos nossos doentes foi de 35,80 anos, variando entre 24 e 51 anos.

1.2. Sexo

A distribuição dos casos de hidatidose por sexo é ilustrada na Figura 18 abaixo:

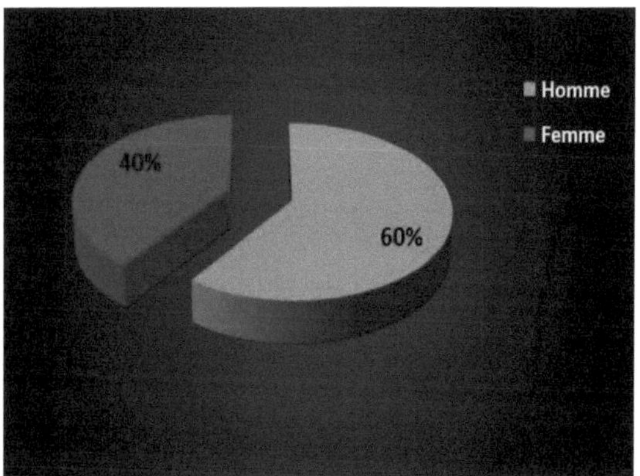

Figura 18. Repartição dos doentes por sexo.

A distribuição da doença de acordo com o sexo na Figura 18 mostra uma clara predominância masculina, com uma percentagem de 60% em comparação com 40% para as mulheres.

1.3. Origem geográfica

Os resultados relativos à distribuição dos casos de hidatidose de acordo com a origem geográfica são ilustrados na Figura 19 abaixo:

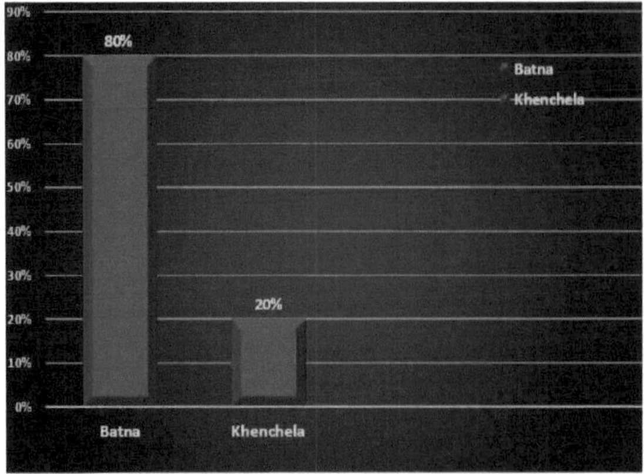

Figura 19. Distribuição dos casos de hidatidose por origem geográfica.

Todos os nossos pacientes são 80% de Batna e apenas um de Khenchela (20%).

1.4. Localização

As percentagens de localizações de quistos hidáticos encontradas no nosso estudo são apresentadas na Figura 20 abaixo:

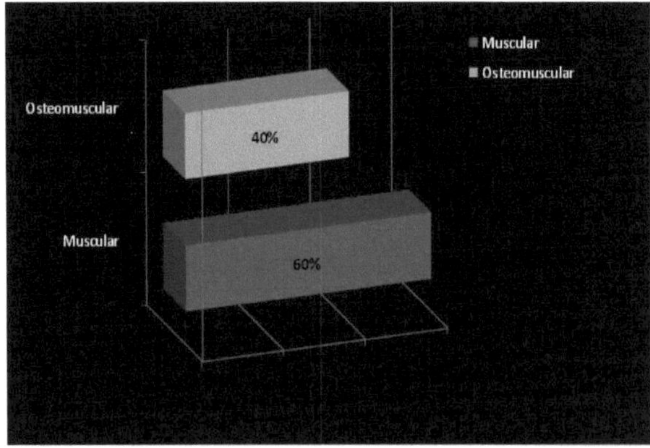

Figura 20: Distribuição dos casos de hidatidose por órgão afetado.

No nosso estudo, 60% dos doentes apresentavam um quisto hidático muscular primário, em comparação com 40% com envolvimento osteo-muscular concomitante. No entanto, nós Não registámos nenhum caso de hidatidose óssea primária.

1.5. Reincidência

Os dados sobre reincidência são apresentados na Figura 21:

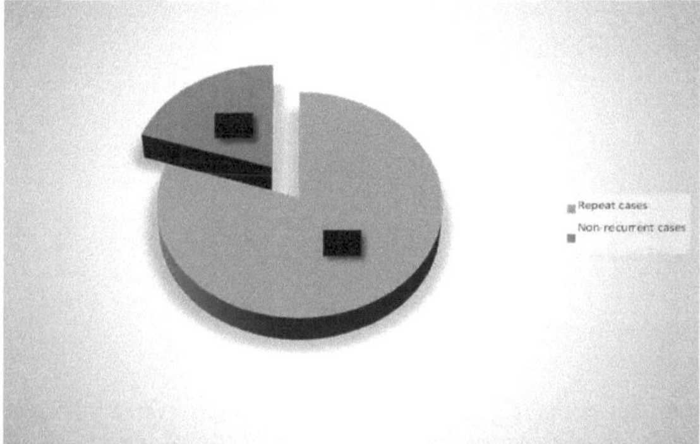

Figura 21. Distribuição dos casos de hidatidose de acordo com a recorrência.

A figura 21 mostra que a percentagem de casos recorrentes é superior à percentagem de casos não recorrentes, ou seja, 80% contra 20%.

1.6. Antecedentes

A maioria dos nossos doentes não tinha antecedentes médicos específicos, enquanto 80% tinham antecedentes cirúrgicos de quistos hidáticos recorrentes.

2. Exame clínico

2.1. Sinais gerais

Todos os doentes da nossa série eram saudáveis, hemodinamicamente estáveis, apiréticos e tinham uma boa coloração mucocutânea.

2.2. Exame do sistema músculo-esquelético

O exame do sistema músculo-esquelético revelou a ausência de sinais inflamatórios em todos os nossos doentes. Este exame era normal em 2 doentes, mas havia particularidades nos outros 3, por exemplo:

▪ Caso 2:

- Massa palpável, indolor, grosseiramente arredondada, com cerca de 6 cm de diâmetro, de consistência mole e móvel.

- O membro era acolhedor e colorido.
- Duas cicatrizes da remoção cirúrgica de dois quistos hidáticos.

▪ Caso 3:
- Presença de uma cicatriz de uma cirurgia para remover um quisto hidático.
▪ Caso 4:
- Massa firme, móvel e indolor com 4 cm.

O exame neurológico era normal em todos os doentes.

3. Exame paraclínico

3.1. Biologia

❖ **Exames de orientação :**

- O hemograma não revelou hipereosinofilia.

- A PCR foi negativa nos doentes que foram submetidos a um exame inflamatório.

❖ **Exame parasitológico direto :**

O Scolex não foi detectado nas peças cirúrgicas de nenhum dos doentes da nossa série.

❖ **Exame imunológico indireto :**

- A serologia da hidátide foi positiva em 2 de 5 doentes, num dos quais o diagnóstico imunológico revelou uma hidatidose progressiva.

- No caso dos outros 3 doentes, os resultados foram negativos.

3.2. Radiologia

❖ **Radiografia normalizada :**

Foi efectuada uma radiografia normal em 3 dos nossos doentes. O caso 2 mostrou uma lesão osteolítica multilocular. No caso 4, apresentava duas lesões císticas na raiz da coxa direita, sugestivas de hidatidose muscular. O caso 5 apresentava hidatidose osteomuscular.

❖ **Ultrassom :**

O exame ultrassonográfico da coxa revelou uma suspeita de abcesso muscular no caso 1, mas revelou colecções de líquido osteo-muscular no caso 2.

❖ **RESSONÂNCIA MAGNÉTICA :**

A RMN da coxa foi efectuada em apenas 2 doentes. Esta mostrou uma imagem com um aspeto cístico sugestivo de um quisto hidático muscular.

❖ CT :

Nos casos 1 e 2, foram realizadas tomografias computorizadas para identificar a localização das lesões musculares quísticas, lesões osteolíticas e colecções líquidas.

❖ **Radiografia do tórax :**

Todos os nossos doentes regressaram sem quaisquer particularidades, o que permite excluir outra localização para o quisto hidático.

4. Tratamento :

Na nossa série, nem todos os doentes receberam tratamento anti-helmíntico. No entanto, todos foram submetidos a cirurgia.

Tabela II. Caraterísticas epidemiológicas, clínicas, biológicas, radiológicas e terapêuticas dos 5 doentes seguidos por hidatidose osteomuscular.

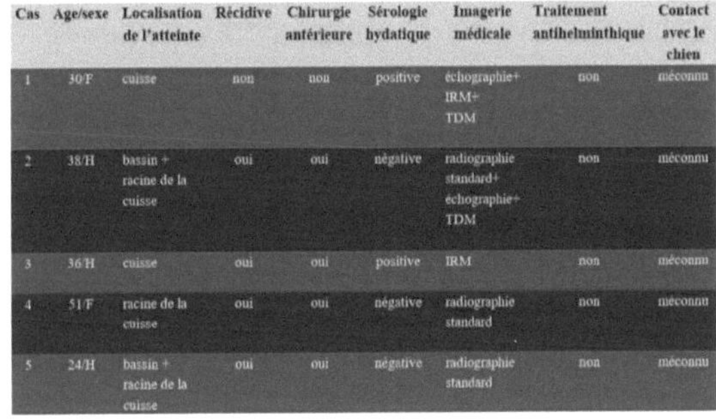

Cas	Age/sexe	Localisation de l'atteinte	Récidive	Chirurgie antérieure	Sérologie hydatique	Imagerie médicale	Traitement antihelminthique	Contact avec le chien
1	30/F	cuisse	non	non	positive	échographie+ IRM+ TDM	non	méconnu
2	38/H	bassin + racine de la cuisse	oui	oui	négative	radiographie standard+ échographie+ TDM	non	méconnu
3	36/H	cuisse	oui	oui	positive	IRM	non	méconnu
4	51/F	racine de la cuisse	oui	oui	négative	radiographie standard	non	méconnu
5	24/H	bassin + racine de la cuisse	oui	oui	négative	radiographie standard	non	méconnu

CAPÍTULO IV
DISCUSSÃO

A hidatidose, também conhecida como doença hidática, é uma doença parasitária causada pela fase larvar do parasita Echinococcus granulosus. Ocorre principalmente em regiões onde a criação de ovinos é comum. Os quistos hidáticos podem ser encontrados em vários tecidos do corpo humano, principalmente no fígado e nos pulmões, mas raramente noutros órgãos **[79]**. Os principais factores de risco são a falta de higiene e o contacto direto com cães **[8]**. É uma doença altamente endémica nos países do Norte de África, incluindo a Argélia, particularmente nas zonas rurais onde existe um elevado risco de transmissão da infeção **[80]**. O quisto hidático muscular é um local raro **[60]**, representando menos de 3% de todas as hidatidose **[69]**. De acordo com vários autores, ocupa o 3.º lugar^{ème} depois do fígado e dos pulmões **[50]**. Esta raridade é explicada pelo ciclo parasitário da taenia Echinococcus granulosus, que passa pelo sistema portal e se detém no fígado e pulmões em 80% dos casos. A contratilidade muscular e a produção de ácido lático impedem o desenvolvimento do parasita **[69]**. Os músculos proximais dos membros inferiores são os mais frequentemente parasitados **[74]**. A baixa contratilidade e o elevado fluxo sanguíneo das fibras musculares nas raízes dos membros favorecem o crescimento do parasita. Os nossos resultados estão de acordo com estudos anteriores. A natureza isolada e primitiva do quisto hidático muscular é uma propriedade relatada na maioria das séries publicadas **[69]** e nos 3 casos da nossa série. A frequência de associação com outros locais foi estimada em 8% **[81]**, o que se verificou em duas das nossas observações, em que a hidatidose muscular se associou a hidatidose óssea. A localização óssea é igualmente rara, representando 0,5 a 2% dos casos. O quisto dificilmente pode assumir a sua forma esférica típica no osso, devido à natureza rígida deste último **[82]**. O tecido ósseo é contaminado por via hematogénea, após atravessar as barreiras hepáticas e pulmonares **[8]**. No entanto, em alguns casos, o envolvimento muscular primário pode ser a causa da invasão óssea secundária **[82]**. Este facto foi observado em dois dos nossos doentes. O envolvimento da cintura pélvica é excecional **[83]**. O osso ilíaco está envolvido em 16,4% dos casos **[61]**. Na nossa série, apenas dois doentes apresentavam hidatidose da pélvis. Em todos os casos de doença parasitária, deve ser efectuada uma contagem sanguínea para verificar se existe hipereosinofilia. No entanto, este exame não é específico **[50]**. Na nossa série, nenhum dos doentes apresentou um aumento dos eosinófilos. O diagnóstico dos quistos hidáticos baseia-se em modalidades de imagiologia médica, como a radiografia, a ecografia, a RMN e a TC, para os identificar nos tecidos **[84]**. A radiografia normal continua a ser o exame básico para o diagnóstico da hidatidose óssea. Os ultra-sons podem ser utilizados para explorar os tecidos moles, incluindo os músculos. Tal como as radiografias de tórax, a ecografia ajuda a orientar o diagnóstico, procurando outras doenças viscerais associadas **[61]**. A serologia da hidátide é normalmente negativa, sendo geralmente positiva apenas em casos de infeção ou rutura do quisto **[8,60]**. Na nossa série, o resultado foi negativo em 3 de 5 pacientes. A progressão da doença é extremamente lenta; a maioria dos casos de hidatidose são adquiridos na infância, mas geralmente tornam-se sintomáticos na idade adulta **[50,85]**, como observado na nossa série. A hidatidose óssea afecta geralmente adultos do sexo masculino **[6]**. Este facto é consistente com os nossos resultados, com envolvimento ósseo em dois homens. No entanto, não houve predominância de género no envolvimento muscular

[69]. Na nossa série, verificámos uma ligeira predileção pelo sexo masculino (3 homens/2 mulheres), resultado inconclusivo devido ao pequeno número de doentes.A maioria dos casos de hidatidose óssea é assintomática. A maioria dos casos de hidatidose óssea é assintomática. Não há sintomas específicos, pelo que as complicações são geralmente a razão para a deteção **[86].** O mesmo acontece com a hidatidose muscular, em que os sinais clínicos não são específicos e o início é muitas vezes silencioso, apresentando-se como uma tumefação indolor, bem limitada, de consistência mole, com bom estado geral **[81].** A recidiva é um fenómeno frequente que pode ocorrer na hidatidose óssea e muscular. No caso do envolvimento ósseo, esta recorrência é causada pela infiltração de pequenas vesículas e pela ausência de uma clara delimitação entre tecido saudável e patológico. Isto dificulta a ressecção cirúrgica radical. Além disso, no caso de envolvimento muscular, a recorrência é menos frequente quando a remoção cirúrgica é combinada com tratamento anti-helmíntico, que é considerado o tratamento preferido **[60,87].** O uso de derivados benzimidazólicos, como o albendazol ou o mebendazol, antes da cirurgia é considerado uma terapêutica adjuvante, de modo a reduzir o risco de recidiva. Nenhum dos nossos doentes recebeu tratamento anti-helmíntico, o que pode explicar a elevada taxa de recidiva. O seguimento terapêutico é um meio importante de detetar possíveis recorrências, progressão ou sequelas **[85,87].**

CAPÍTULO V
CONCLUSÃO

Os resultados obtidos durante o nosso estudo revelaram o seguinte: Os quistos hidáticos podem afetar diferentes sistemas do corpo. O fígado e os pulmões são normalmente o local onde se encontra o parasita. A localização de hidátides no tecido muscular e ósseo é rara, mas possível. No interior do músculo, a produção de ácido lático e as permanentes contracções musculares dificultam a nidificação do escólex, tornando-o um ambiente desfavorável ao desenvolvimento larvar do parasita.O aspeto clínico da doença caracteriza-se por um início insidioso e assintomático, muitas vezes revelado por dor e inchaço.A doença afecta ambos os sexos, parecendo ser mais frequente nos adultos, com uma média de idades de 35,80 anos. O envolvimento ósseo é generalizado no sexo masculino, tal como a hidatidose muscular, onde se registou uma ligeira predominância masculina nesta série de estudos. No entanto, o pequeno número de doentes torna os resultados inconclusivos neste ponto, sublinhando a importância de efetuar mais investigações, aumentando o tamanho da amostra, para melhor definir as caraterísticas epidemiológicas desta parasitose. O envolvimento muscular primário foi o mais comum neste estudo (60%), mas os nossos resultados também mostraram que a invasão óssea secundária é possível (40%).O diagnóstico precoce da doença baseia-se principalmente em dados de imagiologia médica, que também podem ser utilizados para estabelecer um mapa pré-operatório e detetar qualquer recorrência. Os testes biológicos também desempenham um papel importante no diagnóstico e na monitorização dos doentes. A cirurgia é o tratamento de eleição, proporcionando a cura por si só. No entanto, a combinação com tratamento médico, nomeadamente com anti-helmínticos, poderá oferecer uma melhor gestão em termos de controlo da incidência de recidiva, como demonstrado no presente estudo, em que 80% dos casos estudados apresentavam quistos recidivantes, sublinhando a importância da realização de novas investigações para avaliar a eficácia do tratamento adjuvante com derivados de Benzimidazol e para definir os factores de risco de recidiva. Apesar das terapêuticas que têm produzido resultados satisfatórios, o combate a este parasita continua a basear-se essencialmente em medidas preventivas que visam interromper o ciclo do parasita, evitando a disseminação dos ovos pelo hospedeiro definitivo:

✓ Evitar o contacto emocional com os cães.

✓ Melhorar a higiene do abate de gado, ou mesmo eliminá-lo, especialmente em zonas altamente endémicas.

✓ Vacinação de ovinos com um antigénio recombinante (EG95), que constitui uma ferramenta eficaz para erradicar a doença.

✓ Sensibilizar a opinião pública para os riscos associados à prática de sacrifícios rituais, mobilizando medidas preventivas adequadas.

BIBLIOGRAFIA

[1]. **Wejih D., Ramzi N., Karim A., Chadli D**. Le cyst hydatique du foie. Revista Francófona de Laboratórios. 2017 ; 2017(491) :31-7.

[2]. **El Biaze M**. Thoracic hydatidosis: news and developments. Revista das Doenças Respiratórias. 2006 ; 23(4) :80-2.

[3]. **Tliba S., Boudraa R., Fadla H., Mansour A., Samai N., Houam K., et al.** Quistos hidáticos da órbita. Journal de Neurochirurgie; 2008.

[4]. **Belamalem S., Khadmaoui A., Hami H., Harrak M., Aujjar N., Mokhtari A., et al**. Epidemiologia da hidatidose na região de Gharb (Chrarda Beni Hssen) Marrocos. Evolution. 2014 ; 161 :100.

[5]. **Rezig AL**. Hidatidose do osso. Revue du Rhumatisme. 2002 ; **69**(8) :835-841.

[6]. **Benrami M., Bouklata S., Asefsa Z., Hammani L., Imani F**. Cisto hidático do esterno: uma localização rara. Journal de Radiologie. 2007 ; **88**(2) :277-9.

[7]. **Rafiqi K., Rafaoui A., Sirrajelhak M., Messoudi A., Abouali HA., Rafai M., et al.** Primary hydatid cyst of the thigh in a bodybuilder. Um relato de caso e revisão da literatura. Journal of Sports Traumatology. 2016 ; 33(2) :107-9.

[8]. **Loudiye H., Aktaou S., Hassikou H., El Bardouni A., El Manouar M., Fizazi M., et al. Hydatidosis of the bone: study of 11 cases. Revue du Rhumatisme. 2003 ; 70(9) :732-5.**

[9]. **Moor L. e Dalley AF.**. Anatomia clínica.2 éd. Bruxelle : Deboeck Editions ; 2007.

[10]. **Pastoureau P.** Fisiologia do desenvolvimento do tecido ósseo. INRAE Productions Animales. 1990;3(4):265-73.

[11]. **Marie P. Physiology of bone tissue.** Immuno-analysis & Specialized Biology. 1992;7(6):17-24.

[12]. **Massart C., Guggenbuhl P., Souberbielle JC.** Modo d e ação das hormonas calciotrópicas. Revue du Rhumatisme Monographies. setembro de 2012;79(4):210-4

[13]. **Hammoudi SS**. Le cours d'anatomie- Appareil locomoteur 1. Membre supérieur. 2e ed. Algiers: Auto-edição; 2004.

[14]. **Michel Lacombe**. Précis d'anatomie et de physiologie humaines. 28e ed. Rueil-Malmaison; 2000.

[15]. **da Silva AM.** Do "cisto hidático" à equinococose cística: o impacto da história na nomenclatura. E-Mem Acad Natle Chir. 2017;16(3):007.

[16]. **QASRI MM.** Imagiologia do quisto hidático hepático complicado. Marraquexe: Faculdade de Medicina e Farmácia; 2019.

[17]. **McManus DP.** Current status of the genetics and molecular taxonomy of Echinococcus species (Estado atual da genética e taxonomia molecular das espécies de Echinococcus).

Parasitology. 2013;140(13):1617-23.

[18]. Madani R., Shemshadi B., Sh RB. Genetic Affinity of Echinococcus granulosus protoscolex in Human and Sheep in East Azerbaijan, Iran. Arquivos do Instituto Razi. 2020;75(1):47.

[19]. Elissondo MC., Dopchiz MC., Zanini F., Perez H., Brasesco M., Denegri G. Strain characterization of Echinococcus granulosus protoscoleces of cattle origin using the in vitro vesicular development. Parasite. 2005;12(2):159-64.

[20]. Romig T., Ebi D., Wassermann M. Taxonomia e epidemiologia molecular de Echinococcus granulosus sensu lato. Parasitologia veterinária. 2015;213(3-4):76-84.

[21]. Muqaddas H., Mehmood N., Arshad M. Genetic variability and diversity of Echinococcus granulosus sensu lato in human isolates of Pakistan based on cox1 mt-DNA sequences (366bp). Ata tropica. 2020;207:105470.

[22]. Klotz F., Nicolas X., Debonne JM., Garcia JF., Andreu JM. Cistos hidáticos do fígado. Encycl Méd Chir. 2000.

[23]. Yennek S.,Yennek S. Estudo retrospetivo do quisto hidático na região de Dellys. Tizi-Ouzou: Université Mouloud Mammeri; 2017.

[24]. Eckert J, Gemmell MA, Meslin FX, Pawlowski ZS, Organização WH. WHO/OIE manual on echinococcosis in humans and animals: a public health problem of global concern. Organização Mundial de Saúde Animal; 2001. 262 p.

[25]. Thompson RCA. Capítulo Dois - Biologia e Sistemática de Echinococcus. In: Thompson RCA, Deplazes P, Lymbery AJ. Avanços em Parasitologia. Academic Press; 2017. p. 65-109.

[26]. Vallat B., Edwards S. Manual of diagnostic tests and vaccines for terrestrial animals (mammals, birds and bees). Organização Mundial da Saúde Animal, 2009.

[27]. Sayeh I. e Chekkal I. Study of hydatid cysts in sheep, cattle and goats in abattoirs in the Biskra region. Biskra: Université Mohamed Khider; 2021.

[28]. Aubry P. Hydatidosis or hydatid cyst. Centre René Labusquière, Institut de Médecine Tropicale, Université de Bordeaux, 33076 Bordeaux (França); 2022. Disponível em: http //www.medecinetropicale.com

[29]. Bronstein JA, Klotz F. Larval cestodoses. EMC-Maladies infectieuses. 2005;2(2):59-83.

[30]. Ketata H., Peyromaure M. Hydatid cyst of the kidney. In: Annales d'urologie. Elsevier; 2004. p. 259-65.

[31]. Bellili K. e Bendou G. Hydatid cyst research on sheep, cattle and goats in the few slaughterhouses of the Tizi-Ouzou region. Tizi-Ouzzou: Université Mouloud Mammeri; 2018.

[32]. Woolsey ID, Miller AL. Echinococcus granulosus sensu lato e Echinococcus multilocularis: A review. Investigação em ciências veterinárias. 2021;135(Journal Article):517-22.

[33]. Mandal S., Mandal MD. Human cystic echinococcosis: epidemiologic, zoonotic, clinical, diagnostic and therapeutic aspects. Asian Pac J Trop Med. 2012;5(4):253-60.

[34]. Sanchez L., Mayta H., Jara LM., Verástegui M., Gilman RH., Gómez-Puerta LA., et al. Echinococcus granulosus sensu stricto e E. canadensis estão distribuídos no gado de uma área altamente endémica nas terras altas do Peru. Ata Tropica. 2022;225:106178.

[35]. Grosso G., Gruttadauria S., Biondi A., Marventano S., Mistretta A. Epidemiologia mundial da hidatidose hepática, incluindo a zona mediterrânica. World J Gastroenterol.2012;18(13):1425-37

[36]. Bardonnet K., Benchikh-Elfegoun MC., Bart JM., Harraga S., Hannache N., Haddad S., et al. Cystic echinococcosis in Algeria: cattle act as reservoirs of a sheep strain and may contribute to human contamination. Vet Parasitol. 2003;116(1):35-44.

[37]. Kayouèche F., Chassagne M., Benmakhlouf A., Abrial D., Dorr N., Benlatreche C., et al. Factores sócio-ecológicos associados ao risco de hidatidose familiar na wilaya de Constantine (Argélia) através de entrevistas a agregados familiares que vivem em zonas urbanas e rurais. Journal of veterinary medicine. 2009;160(3):119-26.

[38]. Gessese AT. Review on Epidemiology and Public Health Significance of Hydatidosis. Lobetti R, editor. Medicina Veterinária Internacional. 2020;2020:1-8.

[39]. Ripoche M. 2009. A luta contra a hidatidose na Sardenha. Tese de doutoramento em medicina veterinária. Escola Nacional de Veterinária de Toulouse, 108pp.

[40]. Tourne M., Dupin C., Mordant P., Neuville M., Taillé C., Danel C. Native pulmonary hydatid cyst. Annales de Pathologie. 2019;39(1):47-53.

[41]. Derfoufi O., Ngoh Akwa E., Elmaataoui A., Miss E., Esselmani H., Lyagoubi M., et al. Epidemiological profile of hydatidosis in Morocco from 1980 to 2008. In: Annales de biologie clinique. 2012. p. 457.

[42]. Brehm K., Koziol U. Echinococcus-host interactions at cellular and molecular levels. Avanços em parasitologia. 2017;95:147-212.

[43]. Ghadhoune H., Chaari A., Baccouche N., Chelly H., Bouaziz M. Ischaemic stroke: a rare complication of liver hydatid cyst. Annales Françaises d'Anesthésie et de Réanimation. 2013 ; 32(10) :715-7.

[44]. Sakhri J., Ben Ali A. O quisto hidático do fígado. Journal de Chirurgie 2004; 141(6):381-9.

[45]. El Khattabi W., Aichane A., Riah A., Jabri H., Afif H., Bouayad Z. Análise da semiologia radioclínica do cisto hidático pulmonar. Revue de Pneumologie Clinique. 2012 ; 68(6) :329-37.

[46]. Bounaim A., Zentar A., Ait Ali A., El Kaoui H., Sair K. Quisto hidático primário do baço: dois casos. Podemos ser conservadores? J Afr Hepato Gastroenterol. 2009 ; 3(1) :46-8.

[47]. Hafsa C., Belguith M., Golli M., Rachdi H., Kriaa S., Elamri A., et al. Imagiologia do quisto hidático do pulmão em crianças. Journal de Radiologie. abril de 2005; 86(4):405-10.

[48]. Bouchikh M., Ouadnouni Y., Msougar Y., Lakrambi M., Smahi M., Harrak L., et al. Cisto hidático do pulmão revelado por disfonia. Revista das Doenças Respiratórias. 1 set 2007 ; 24(7) :905-8.

[49]. Jellali MA., Zrig M., Zrig A., Mnif H., Hmida B., Abid A., et al. Fratura patológica do úmero revelando um quisto ósseo hidático. Médecine et Maladies Infectieuses. março 2011 ; 41(3) :164-6.

[50]. Mseddi M., Mtaoumi M., Dahmene J., Ben Hamida R., Siala A., Moula T., et al. Muscular hydatid cyst. Revue de Chirurgie Orthopédique et Réparatrice de l'Appareil Moteur. maio 2005 ; 91(3) :267-71.

[51]. Djenna Z., Tobbi A., Abdeslam S. Hidatidose cerebral múltipla operada numa única fase. Neurosurgery. 2020 ; 66(4) :291.

[52]. Roux FX, Sainte-Rose C, Pierre-Kahn A, Renier D, Hirsch JF. Cistos hidáticos cerebrais em crianças. Médecine et Maladies Infectieuses. 1985 ; 15(10) :541-6.

[53]. Jouhadi Z., Ailal F., Dreoua N., Zine Eddine A., Abid A., Skalli A., et al. Cardiac hydatid cyst. La Presse Médicale. 2004 ; 33(18) :1260-3.

[54]. Fadil A., Ait Bolbarod A., El Fares F. Hydatid cyst of the pancreas. Um relato de caso. Annales de Chirurgie. 2000 ; 125(2) :173-5.

[55]. El Mansari O., Zentar A., Sair K., Sakit F., Bounaim A., Janati IM. Hidatidose peritoneal. Cerca de 12 casos. Annales de Chirurgie. 2000 ; 125(4) :353-7.

[56]. Bhutani N., Kajal P. Hepatic echinococcosis: A review. Ann Med Surg (Lond). 2018;36:99-105.

[57]. Eckert J., Deplazes P. Biological, Epidemiological, and Clinical Aspects of Echinococcosis, a Zoonosis of Increasing Concern. Clin Microbiol Rev. 2004 ;17(1):107-35.

[58]. Sakhri J., Ben Ali A. O quisto hidático do fígado. Journal de Chirurgie. 2004;141(6):381-9.

[59]. Gottstein B., Reichen J. Hydatid lung disease (echinococcosis/hydatidosis). Clinics in Chest Medicine. 2002;23(2):397-408.

[60]. Jerbi OS., Abid F., Mnif H., et al. Quisto hidático primário da coxa. Uma localização rara. Revue de Chirurgie Orthopédique et Traumatologique. 2010;96(1):105-8.

[61]. Nhamoucha Y., Alaoui O., Doumbia A., et al. Um quisto hidático ósseo: uma localização rara no osso ilíaco. Pan Afr Med J. 2016.

[62]. Moujahid M., Tajdine MT., Achour A., Janati MI. Cisto hidático do baço. Cerca de 36 casos. Experiência do departamento. J Afr Hepato Gastroenterol. 2009;3(4):212-5.

[63]. Ousadden A., Raiss M., Hrora A., AitLaalim S., Alaoui M., Sabbah F., et al. Quistos hidáticos do baço: cirurgia radical ou conservadora? Pan Afr Med J. 2010;5:21.

[64]. Bakkali A., Jaabari I., Bouhdadi H., Razine R., Bennani Mechita N., El Harrag J., et al. Cistos hidáticos cardíacos: 17 casos operados. Anais de Cardiologia e Aneiologia. 2018;67(2):67-73.

[65]. Fekak H., Bennani S., Rabii R., Mezzour MH., Debbagh A., Joual A., et al. Quisto hidático do rim: cerca de 90 casos. Annales d'Urologie. 2003;37(3):85-9.

[66]. Bourée P., Lançon A. Diagnosis of blood hypereosinophilia. Revue Française des Laboratoires. março de 2000; 2000(321) :67-71.

[67]. Zait H., Boulahbel M., Normand AC., Zait F., Achir I., Guerchani MK, et al. Estudo parasitológico de 78 casos de equinococose cística humana recolhidos entre 2005 e 2012 no CHU Mustapha em Argel. Pathology Biology. 2014 ; 62(6) :369-76.

[68]. Ben Khalfallah A., Ben Slima H. Quisto hidático do coração. Qual modalidade de imagem para um diagnóstico preciso? Anais de Cardiologia e Aneiologia. 2017 ; 66(2) :102-8.

[69]. Alouini Mekki R., Mhiri Souei M., Allani M., Bahri M., Arifa N., Jemni Gharbi H., et al. Soft tissue hydatid cyst: contribution of MRI (About three observations). Journal de Radiologie. 2005 ; 86(4) :421-5.

[70]. Noomen F., Mahmoudi A., Fodha M., Boudokhane M., Hamdi A., Fodha M. 40-775 Tratamento cirúrgico dos quistos hidáticos do fígado. EMC - Cirurgia. 2013 ; 8.

[71]. Bentani N., Basraoui D., Wakrim B., Hiroual MR., Cherif Idrissi Ganouni N., Dahami .Z., et al. Hydatid cyst of the kidney: radiological and therapeutic aspects. Progrès en Urologie. 2012 ; 22(16) :999-1003.

[72]. Bedioui H., Nouira K., Daghfous A., Ammous A., Ayari H., Rebai W. et al. Primary hydatid cyst of the psoas: 9 casos tunisinos e revisão da literatura. Med Trop. 2008; 68: 261-266.

[73]. Buttenschoen K., Carli Buttenschoen D. Echinococcus granulosus infection: the challenge of surgical treatment. Langenbeck's Archives of Surgery. 2003 ;388(4) :218-30.

[74]. Hamouda O., Benchikh M., Boudjouraf N. Cisto hidático do psoas: sobre um caso. Batna J Med Sci. 2015;2(1):82-84.

[75]. Orhan G., Ozay B., Tartan Z., et al. Cirurgia de quistos hidáticos cardíacos. Trinta e nove anos de experiência. O que é o cisto hidático cardíaco? 2008 ;57(1) :58-61.

[76]. Tlili-Graiess K., El-Ouni F., Gharbi-Jemni H., et al. Hidatidose cerebral. Journal of Neuroradiology. 2006;33(5):304-18.

[77]. Stamatakos M., Sargedi C., Stefanaki C., Safioleas C., Matthaiopoulou I., Safioleas M. Tratamento anti-helmíntico: Uma estratégia terapêutica adjuvante contra Echinococcus granulosus. Parasitology International. 2009;58(2):115-20.

[78]. Gauci C., Heath D., Chow C., Lightowlers MW. Hydatid disease: vaccinology and development of the EG95 recombinant vaccine [Doença hidática: vacinologia e desenvolvimento da vacina recombinante EG95]. Expert Review of Vaccines. 2005;4(1):103-12.

[79]. Campoy E., Rodriguez-moreno J., Del Blanco J., Narvaez J., Clavaguera T., Roig-escofet D. Hydatid disease an unusual cause of chronic monarthritis. Arthritis & Rheumatism. 1995;38(9):1338-9.

[80]. Laatamna A., Bouragba M., Reghaissia N., Benhadj N., Mahdjoub I., Harfouche K., Bouragba N., et al. Epidemiological profile and fertility assessment of hydatid cysts cirurgically removed from patients in Djelfa province, Algeria. Anais de Parasitologia. 2021 ;67(2), 337- 340.

[81]. Benhaddou H., Margi M., Kissra M., Benhmamouche MN. Cisto hidático do músculo trapézio: uma localização incomum. Archives de Pédiatrie. março de 2010;17(3):263-5.

[82]. Polat P., Kantarci M., Alper F., Suma S., Koruyucu MB., Okur A. Hydatid Disease from Head to Toe. RadioGraphics 2003; 23:475-494.

[83]. Bennani J. Rare location of hydatid cyst: a case report. Revue Neurologique. 2016; 172, A129.

[84]. Combalia A., Sastre S. Cisto hidático do músculo glúteo. Dois casos. Revue de la littérature. Revue du Rhumatisme. 2005;72(9):851-853.

[85]. Inayat F., Rana RE., Azam S., Ahmad R., Ahmad S. Pelvic bone hydatidosis: a dangerous crippling disease. Cureus. 2019;11(4).

[86]. Zlitni M., Ezzaouia K., Lebib H., Karray M., Kooli M., Mestiri M. Hydatid Cyst of Bone: Diagnosis and Treatment. World J. Surg. 2001;(25) 75-82.

[87]. Arazi M., Erikoglu M., Odev K., Memik R., Ozdemir M. Primary Echinococcus Infestation of the Bone and Muscles. Clinical Orthopaedics and Related Research. 2005;(432)234-241.

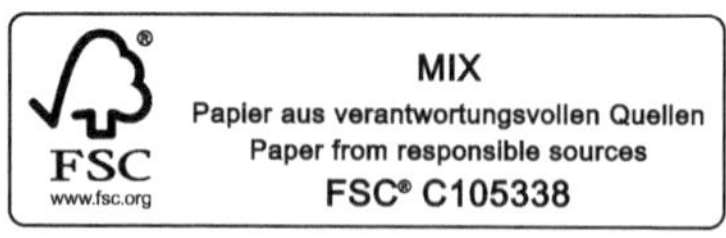

Printed by Books on Demand GmbH, Norderstedt / Germany